Nízkosodíková kuchařka 2023

Chuťové recepty pro zdravý život

Veronika Novotná

Obsah

Omeleta s paprikou 12
petrželová frittata 13
Pečená vejce a artyčoky 14
Fazole a vejce kastrol 15
Sýrová směs s kurkumou 16
Hash browns a zelenina 17
Rizoto s pažitkou a slaninou 18
Quinoa se skořicí, pistácie 19
Směs třešňového jogurtu 20
Trim a kokosová směs 21
jablečný jogurt 22
Misky na jahodové ovesné vločky 23
Javorová broskvová směs 24
Rýže se skořicí a datlemi 25
Fíkový, hruškový a granátový jogurt 26
Muškátový oříšek a jahodová kaše 27
Krémová rýže a bobule 28
Rýže s vanilkou a kokosem 29
Kokosová rýže a třešně 30
Směs zázvorové rýže 31
Chilli klobásový guláš 32
Rýžové misky s houbami 33
Vejce z rajčat a špenátu 34
sezamová omeleta 35

Ovesné vločky z cukety 36
Mandle a kokosová miska 37
Teplý cizrnový salát 38
Kakao a jáhlový pudink 39
chia pudink 40
tapiokový pudink 41
čedar hash 42
Hráškový salát 43
Směs quinoy a cizrny 44
Olivový a pepřový salát 45
Směs zelených fazolek a vajec 46
Salát z mrkve a vajec 47
krémové bobule 48
Mleté hovězí maso a rajčatový guláš 49
Salát s krevetami a avokádem 50
Krém z brokolice 51
Zelňačka 52
Polévka z celeru a květáku 53
Pórková polévka a vepřové maso 54
Brokolicový salát s krevetami a mátou 55
Polévka z krevet a tresky 57
Směs krevet a zelené cibule 58
špenátový guláš 59
kari květáková směs 60
Dušené maso z mrkve a cukety 61
Guláš zelí a zelených fazolí 62
Houbová chilli polévka 63

vepřové maso s chilli 64

Houbový salát s paprikou a lososem 65

Směs cizrny a brambor 67

Kardamomová kuřecí směs 69

Čočková chilli 70

Endivie rozmarýnová 71

citronový divy 72

Chřest s pestem 73

Mrkev s paprikou 74

Krémový bramborový kastrol 75

sezamové zelí 76

Brokolice s koriandrem 77

Růžičková kapusta s chilli 78

Směs růžičkové kapusty a zelené cibule 79

Rozmačkaný květák 80

Avokádový salát 81

ředkvový salát 82

Endivie salát s citronem 83

Směs oliv a kukuřice 84

Salát z rukoly a piniových oříšků 85

mandle a špenát 86

Zelené fazolky a kukuřičný salát 87

Endivie a kapustový salát 88

edamame salát 89

Hroznový a avokádový salát 90

Směs lilku s oreganem 91

Směs pečených rajčat 92

tymiánové houby 93
Dušený špenát a kukuřice 94
Restovaná kukuřice a cibule 95
špenát a mangový salát 96
hořčičné brambory 97
Kokosová růžičková kapusta 98
šalvějová mrkev 99
Houby s česnekem a kukuřicí 100
Zelené fazolky s pestem 101
estragonová rajčata 102
mandlová řepa 103
Mátová rajčata a kukuřice 104
Omáčka z cukety a avokáda 105
Směs jablek a kapusty 106
pečená řepa 107
koprové zelí 108
Zelný a mrkvový salát 109
Rajčatová omáčka a olivy 110
Cuketový salát 111
Kari mrkvový salát 112
salát a salát z červené řepy 113
ředkvičky s bylinkami 114
Směs pečeného fenyklu 115
pečené papriky 116
Dušené datle a zelí 117
Směs oliv a endivie 119
salát z rajčat a okurky 120

Salát s paprikou a mrkví	121
Směs černých fazolí a rýže	122
Směs květákové rýže	123
okurková omáčka	124
cizrnový dip	125
olivový dip	126
Kokosový cibulový dip	127
Piniové oříšky a kokosový dip	128
Omáčka z rukoly a okurky	129
sýrový dip	130
Jogurtový dip s paprikou	131
květáková omáčka	132
Krevetový krém	133
broskvová omáčka	134
mrkvové lupínky	135
chřestové kousnutí	136
Misky s pečenými fíky	137
Omáčka ze zelí a krevet	138
avokádové lodičky	139
citronový dip	140
sladký bramborový dip	141
fazolová omáčka	142
Salsa ze zelených fazolí	143
Mrkvový krém	144
Kečup	145
lososové misky	146
Rajčatová a kukuřičná omáčka	147

Pečené houby 148

Fazolová pomazánka 149

Omáčka z koriandru a fenyklu 150

Kousnutí růžičkové kapusty 151

Balsamico Nut bites 152

ředkvičky chipsy 153

Salát s pórkem a krevetami 154

pórkový dip 155

Pepřový salát 156

avokádový krém 157

kukuřičná omáčka 158

fazolové tyče 159

Směs dýňových semínek a jablečných lupínků 160

Rajčatový a jogurtový dip 161

Misky z kajenské řepy 162

Pekanové a ořechové mísy 163

Lososové a petrželové muffiny 164

squashové míčky 165

Cibulové misky s perličkovým sýrem 166

stonky brokolice 167

Ananas a rajčatová omáčka 168

Směs krůty a artyčoku 169

Krůtí směs oregana 170

oranžové kuře 171

Krůtí česnek a houby 172

pstruhový salát 174

Balsamikový pstruh 175

losos s petrželkou 176

Pstruh a zeleninový salát 177

šafránový losos 178

Salát s krevetami a melounem 179

Salát z krevet a quinoa s oreganem 180

Krabí salát 181

Balsamicové mušle 182

Krémová peelingová směs 183

Směs kořeněného lososa a manga 184

Směs koprových krevet 185

Lososová paštika 186

Krevety s artyčoky 187

Krevety s citronovou omáčkou 188

Směs tuňáka a pomeranče 189

lososové kari 190

Směs lososa a mrkve 191

Směs krevet a piniových oříšků 192

Chilli treska a zelené fazolky 193

Česnekové škeble 194

Krémová směs mořských vlků 195

Směs mořského vlka a hub 196

lososová polévka 197

Muškátový oříšek krevety 198

Směs krevet a bobulí 199

Pečený citrónový pstruh 200

pažitkové škeble 201

tuňákové karbanátky 202

lososová pánev 203

Směs tresky s hořčicí 204

Směs krevet a chřestu 205

Treska a hrášek 206

Misky na krevety a mušle 207

mátový krém 208

malinový pudink 209

mandlové tyčinky 210

Pečená broskvová směs 211

Koláč s pekanovými ořechy 212

jablečný koláč 213

skořicový krém 214

krémová jahodová směs 215

Brownies s vanilkovým ořechem 216

kakaový pudink 218

Muškátový oříšek a vanilkový krém 219

avokádový krém 220

Omeleta s paprikou

Doba přípravy: 10 minut.
Doba přípravy: 15 minut.
Porce: 4

Ingredience:
- 4 rozšlehaná vejce
- Špetka černého pepře
- ¼ šálku slaniny s nízkým obsahem sodíku, nakrájené
- 1 lžíce olivového oleje
- 1 šálek nakrájené červené papriky
- 4 nakrájené jarní cibulky
- ¾ šálku nízkotučného sýra, strouhaného

adresy:
1. Rozpálíme pánev s olejem na střední teplotu, přidáme jarní cibulku a papriku, zamícháme a opékáme 5 minut.
2. Přidáme vejce a zbylé ingredience, promícháme, rozetřeme na pánev, vaříme 5 minut, otočíme, vaříme dalších 5 minut, rozprostřeme na talíře a podáváme.

Výživa: kalorií 288, tuky 18, vláknina 0,8, sacharidy 4, bílkoviny 13,4

petrželová frittata

Doba přípravy: 10 minut.
Doba přípravy: 20 minut.
Porce: 4

Ingredience:
- Špetka černého pepře
- 4 rozšlehaná vejce
- 2 lžíce nasekané petrželky
- 1 lžíce nízkotučného sýra, strouhaného
- 1 červená cibule, nakrájená
- 1 lžíce olivového oleje

adresy:
1. Rozpálíme pánev s olejem na střední teplotu, přidáme cibuli a černý pepř, zamícháme a opékáme 5 minut.
2. Přidejte vejce smíchaná s ostatními ingrediencemi, rozetřete na pánev, vložte do trouby a pečte při 360 stupních F po dobu 15 minut.
3. Rozdělte frittatu mezi talíře a podávejte.

Výživa: kalorií 112, tuky 8,5, vláknina 0,7, sacharidy 3,1, bílkoviny 6,3

Pečená vejce a artyčoky

Doba přípravy: 5 minut.
Doba přípravy: 20 minut.
Porce: 4

Ingredience:
- 4 vejce
- 4 plátky nízkotučného sýra čedar, nastrouhaný
- 1 žlutá cibule, nakrájená
- 1 lžíce avokádového oleje
- 1 lžíce nasekaného koriandru
- 1 šálek nesolených konzervovaných artyčoků, okapaných a nakrájených

adresy:
1. 4 formičky vymažte olejem, do každé rozdělte cibuli, do každé rozklepněte vajíčko, přidejte artyčoky a zasypte koriandrem a čedarem.
2. Vložte formy do trouby a pečte při teplotě 380 stupňů F po dobu 20 minut.
3. Pečená vejce podávejte k snídani.

Výživa: kalorií 178, tuky 10,9, vláknina 2,9, sacharidy 8,4, bílkoviny 14,2

Fazole a vejce kastrol

Doba přípravy: 10 minut.
Doba přípravy: 30 minut.
Porce: 8

Ingredience:
- 8 vajec, rozšlehaných
- 2 červené cibule, nakrájené
- 1 červená paprika, nakrájená
- 4 unce konzervovaných černých fazolí, bez přidané soli, scezené a propláchnuté
- ½ šálku zelené cibule, nakrájené
- 1 šálek nízkotučného sýra mozzarella, nastrouhaný
- sprej na vaření

adresy:
1. Vymažte pekáč sprejem na vaření a rozložte na pánev černé fazole, cibuli, jarní cibulku a papriku.
2. Přidejte vejce smíchaná se sýrem, vložte do trouby a pečte při 380 ° F po dobu 30 minut.
3. Směs rozprostřete na talíře a podávejte k snídani.

Výživa: kalorií 140, tuky 4,7, vláknina 3,4, sacharidy 13,6, bílkoviny 11,2

Sýrová směs s kurkumou

Doba přípravy: 10 minut.
Doba přípravy: 15 minut.
Porce: 4

Ingredience:
- 3 lžíce odstředěné mozzarelly, nastrouhané
- Špetka černého pepře
- 4 rozšlehaná vejce
- 1 červená paprika, nakrájená
- 1 lžička kurkumového prášku
- 1 lžíce olivového oleje
- 2 nakrájené šalotky

adresy:
1. Rozpálíme pánev s olejem na střední teplotu, přidáme šalotku a papriku, zamícháme a opékáme 5 minut.
2. Přidejte vejce smíchaná se zbytkem ingrediencí, promíchejte, vařte 10 minut, vše rozdělte na talíře a podávejte.

Výživa: kalorií 138, tuky 8, vláknina 1,3, sacharidy 4,6, bílkoviny 12

Hash browns a zelenina

Doba přípravy: 10 minut.
Doba přípravy: 20 minut.
Porce: 4

Ingredience:
- 1 lžíce olivového oleje
- 4 rozšlehaná vejce
- 1 šálek hash brown
- ½ šálku nízkotučného sýra čedar, nastrouhaného
- 1 malá žlutá cibule, nakrájená
- Špetka černého pepře
- ½ zelené papriky, nakrájené
- ½ červené papriky, nakrájené
- 1 nakrájená mrkev
- 1 lžíce nasekaného koriandru

adresy:
1. Rozpalte pánev s olejem na středně vysokou teplotu, přidejte cibuli a krokety a opékejte 5 minut.
2. Přidejte papriku a mrkev, promíchejte a vařte dalších 5 minut.
3. Přidejte vejce, černý pepř a sýr, promíchejte a vařte dalších 10 minut.
4. Přidejte koriandr, zamíchejte, ještě pár vteřin povařte, vše rozdělte na talíře a podávejte k snídani.

Výživa: kalorií 277, tuky 17,5, vláknina 2,7, sacharidy 19,9, bílkoviny 11

Rizoto s pažitkou a slaninou

Doba přípravy: 10 minut.
Doba přípravy: 25 minut.
Porce: 4

Ingredience:
- 3 plátky slaniny, s nízkým obsahem sodíku, nakrájené
- 1 lžíce avokádového oleje
- 1 šálek bílé rýže
- 1 červená cibule, nakrájená
- 2 šálky kuřecího vývaru s nízkým obsahem sodíku
- 2 lžíce strouhaného nízkotučného parmazánu
- 1 lžíce nasekané pažitky
- Špetka černého pepře

adresy:
1. Rozpálíme pánev s olejem na středně vysokou teplotu, přidáme cibuli a slaninu, zamícháme a opékáme 5 minut.
2. Přidáme rýži a ostatní suroviny, promícháme, přivedeme k varu a na středním plameni vaříme 20 minut.
3. Směs promícháme, rozdělíme do misek a podáváme k snídani.

Výživa: kalorií 271, tuky 7,2, vláknina 1,4, sacharidy 40, bílkoviny 9,9

Quinoa se skořicí, pistácie

Doba přípravy: 5 minut.
Doba přípravy: 10 minut.
Porce: 4

Ingredience:
- 1 a půl šálku vody
- 1 lžička mleté skořice
- 1 a ½ šálku quinoa
- 1 šálek mandlového mléka
- 1 lžíce kokosového cukru
- ¼ šálku nakrájených pistácií

adresy:
1. Do kastrůlku dejte vodu a mandlové mléko, na středním plameni přiveďte k varu, přidejte quinou a ostatní ingredience, prošlehejte, povařte 10 minut, rozdělte do misek, vychlaďte a podávejte k snídani.

Výživa: kalorií 222, tuky 16,7, vláknina 2,5, sacharidy 16,3, bílkoviny 3,9

Směs třešňového jogurtu

Doba přípravy: 10 minut.
Doba přípravy: 0 minut.
Porce: 4

Ingredience:
- 4 šálky beztučného jogurtu
- 1 šálek třešní, vypeckovaných a rozpůlených
- 4 lžíce kokosového cukru
- ½ lžičky vanilkového extraktu

adresy:
1. V misce smíchejte jogurt s višněmi, cukrem a vanilkou, promíchejte a uložte na 10 minut do lednice.
2. Rozdělíme do misek a podáváme snídani.

Výživa: kalorií 145, tuky 0, vláknina 0,1, sacharidy 29, bílkoviny 2,3

Trim a kokosová směs

Doba přípravy: 10 minut.
Doba přípravy: 15 minut.
Porce: 4

Ingredience:
- 4 švestky, vypeckované a nakrájené na poloviny
- 3 lžíce rozpuštěného kokosového oleje
- ½ lžičky mleté skořice
- 1 šálek kokosové smetany
- ¼ šálku neslazeného kokosu, strouhaného
- 2 lžíce pražených slunečnicových semínek

adresy:
1. Spojte švestky s olejem, skořicí a zbývajícími přísadami v pekáčku, vložte do trouby a pečte při 380 stupních F po dobu 15 minut.
2. Vše rozdělíme do misek a podáváme.

Výživa: kalorie 282, tuky 27,1, vláknina 2,8, sacharidy 12,4, bílkoviny 2,3

jablečný jogurt

Doba přípravy: 10 minut.
Doba přípravy: 0 minut.
Porce: 4

Ingredience:
- 6 jablek zbavených jádřinců a pyré
- 1 šálek přírodní jablečné šťávy
- 2 lžíce kokosového cukru
- 2 šálky beztučného jogurtu
- 1 lžička mleté skořice

adresy:
1. Smíchejte jablka s jablečnou šťávou a zbývajícími přísadami v misce, promíchejte, rozdělte do misek a před podáváním dejte na 10 minut do lednice.

Výživa: kalorií 289, tuky 0,6, vláknina 8,7, sacharidy 68,5, bílkoviny 3,9

Misky na jahodové ovesné vločky

Doba přípravy: 10 minut.
Doba přípravy: 20 minut.
Porce: 4

Ingredience:
- 1 a ½ dl bezlepkových ovesných vloček
- 2 a ¼ šálků mandlového mléka
- ½ lžičky vanilkového extraktu
- 2 šálky nakrájených jahod
- 2 lžíce kokosového cukru

adresy:
1. Do hrnce dejte mléko, na středním plameni přiveďte k varu, přidejte oves a ostatní ingredience, promíchejte, vařte 20 minut, rozdělte do misek a podávejte k snídani.

Výživa: kalorií 216, tuky 1,5, vláknina 3,4, sacharidy 39,5, bílkoviny 10,4

Javorová broskvová směs

Doba přípravy: 10 minut.
Doba přípravy: 15 minut.
Porce: 4

Ingredience:
- 4 broskve, zbavené jádřinců a nakrájené na kostičky
- ¼ šálku javorového sirupu
- ¼ lžičky mandlového extraktu
- ½ šálku mandlového mléka

adresy:
1. Mandlové mléko dáme do pánve, na středním plameni přivedeme k varu, přidáme broskve a ostatní suroviny, promícháme, povaříme 15 minut, rozdělíme do misek a podáváme k snídani.

Výživa: kalorií 180, tuky 7,6, vláknina 3, sacharidy 28,9, bílkoviny 2,1

Rýže se skořicí a datlemi

Doba přípravy: 10 minut.
Doba přípravy: 20 minut.
Porce: 4

Ingredience:
- 1 šálek bílé rýže
- 2 šálky mandlového mléka
- 4 datle, nakrájené
- 2 lžíce mleté skořice
- 2 lžíce kokosového cukru

adresy:
1. Smíchejte rýži s mlékem a ostatními ingrediencemi v hrnci, přiveďte k varu a vařte na středním plameni 20 minut.
2. Směs znovu promíchejte, rozdělte do misek a podávejte k snídani.

Výživa: kalorií 516, tuky 29, vláknina 3,9, sacharidy 59,4, bílkoviny 6,8

Fíkový, hruškový a granátový jogurt

Doba přípravy: 10 minut.
Doba přípravy: 0 minut.
Porce: 4

Ingredience:
- 1 šálek fíků, nakrájených na polovinu
- 1 hruška zbavená jádřinců a nakrájená na kostičky
- ½ šálku semínek granátového jablka
- ½ hrnku kokosového cukru
- 2 šálky beztučného jogurtu

adresy:
1. V misce smíchejte fíky s jogurtem a ostatními ingrediencemi, promíchejte, rozdělte do misek a podávejte k snídani.

Výživa: kalorií 223, tuky 0,5, vláknina 6,1, sacharidy 52, bílkoviny 4,5

Muškátový oříšek a jahodová kaše

Doba přípravy: 10 minut.
Doba přípravy: 20 minut.
Porce: 4

Ingredience:
- 4 šálky kokosového mléka
- 1 šálek kukuřičné mouky
- 1 lžička vanilkového extraktu
- 1 šálek jahod, nakrájených na polovinu
- ½ lžičky mletého muškátového oříšku

adresy:
1. Do hrnce dáme mléko, na středním plameni přivedeme k varu, přidáme kukuřičnou krupici a ostatní ingredience, promícháme, vaříme 20 minut a stáhneme z plotny.
2. Kaši rozdělte na talíře a podávejte k snídani.

Výživa: kalorií 678, tuky 58,5, vláknina 8,3, sacharidy 39,8, bílkoviny 8,2

Krémová rýže a bobule

Doba přípravy: 10 minut.
Doba přípravy: 20 minut.
Porce: 4

Ingredience:
- 1 šálek hnědé rýže
- 2 hrnky kokosového mléka
- 1 lžička mleté skořice
- 1 šálek ostružin
- ½ šálku neslazené kokosové smetany

adresy:
1. Do hrnce dáme mléko, na středním plameni přivedeme k varu, přidáme rýži a ostatní suroviny, vaříme 20 minut a rozdělíme do misek.
2. Podávejte teplé k snídani.

Výživa: kalorií 469, tuky 30,1, vláknina 6,5, sacharidy 47,4, bílkoviny 7

Rýže s vanilkou a kokosem

Doba přípravy: 10 minut.
Doba přípravy: 20 minut.
Porce: 6

Ingredience:
- 2 hrnky kokosového mléka
- 1 šálek basmati rýže
- 2 lžíce kokosového cukru
- ¾ šálku kokosové smetany
- 1 lžička vanilkového extraktu

adresy:
1. V pánvi smíchejte mléko s rýží a ostatními ingrediencemi, promíchejte, přiveďte k varu a vařte na středním plameni 20 minut.
2. Směs znovu promíchejte, rozdělte do misek a podávejte k snídani.

Výživa: kalorie 462, tuky 25,3, vláknina 2,2, sacharidy 55,2, bílkoviny 4,8

Kokosová rýže a třešně

Doba přípravy: 10 minut.
Doba přípravy: 25 minut.
Porce: 4

Ingredience:
- 1 lžíce strouhaného kokosu
- 2 lžíce kokosového cukru
- 1 šálek bílé rýže
- 2 hrnky kokosového mléka
- ½ lžičky vanilkového extraktu
- ¼ šálku třešní, vypeckovaných a rozpůlených
- sprej na vaření

adresy:
1. Do kastrůlku dáme mléko, přidáme cukr a kokos, zamícháme a necháme na středním plameni provařit.
2. Přidejte rýži a ostatní ingredience, za pravidelného míchání vařte 25 minut, rozdělte do misek a podávejte.

Výživa: kalorií 505, tuky 29,5, vláknina 3,4, sacharidy 55,7, bílkoviny 6,6

Směs zázvorové rýže

Doba přípravy: 10 minut.
Doba přípravy: 25 minut.
Porce: 4

Ingredience:
- 1 šálek bílé rýže
- 2 šálky mandlového mléka
- 1 lžíce strouhaného zázvoru
- 3 lžíce kokosového cukru
- 1 lžička mleté skořice

adresy:
1. Mléko dáme do hrnce, na středním plameni přivedeme k varu, přidáme rýži a ostatní suroviny, promícháme, vaříme 25 minut, rozdělíme do misek a podáváme.

Výživa: kalorie 449, tuky 29, vláknina 3,4, sacharidy 44,6, bílkoviny 6,2

Chilli klobásový guláš

Doba přípravy: 10 minut.
Doba přípravy: 35 minut.
Porce: 4

Ingredience:
- 1 libra hash browns
- 4 rozšlehaná vejce
- 1 červená cibule, nakrájená
- 1 nakrájená chilli papřička
- 1 lžíce olivového oleje
- 6 uncí klobásy s nízkým obsahem sodíku, nakrájené
- ¼ lžičky chilli prášku
- Špetka černého pepře

adresy:
1. Rozehřejte pánev s olejem na střední teplotu, přidejte cibuli a chorizo, míchejte a opékejte 5 minut.
2. Přidejte hash browns a všechny ostatní ingredience kromě vejce a pepře, promíchejte a vařte dalších 5 minut.
3. Nalijte vejce smíchaná s černým pepřem na klobásovou směs, vložte pánev do trouby a pečte při 370 ° F po dobu 25 minut.
4. Směs rozdělte na talíře a podávejte k snídani.

Výživa: kalorií 527, tuky 31,3, vláknina 3,8, sacharidy 51,2, bílkoviny 13,3

Rýžové misky s houbami

Doba přípravy: 10 minut.
Doba přípravy: 30 minut.
Porce: 4

Ingredience:
- 1 červená cibule, nakrájená
- 1 šálek bílé rýže
- 2 stroužky česneku, nasekané
- 2 lžíce olivového oleje
- 2 šálky kuřecího vývaru s nízkým obsahem sodíku
- 1 lžíce nasekaného koriandru
- ½ šálku beztučného sýra čedar, nastrouhaného
- ½ libry bílých žampionů, nakrájené na plátky
- pepř podle chuti

adresy:
1. Rozpálíme pánev s olejem na střední teplotu, přidáme cibuli, česnek a houby, promícháme a opékáme 5-6 minut.
2. Přidejte rýži a zbytek ingrediencí, přiveďte k varu a za pravidelného míchání vařte na středním plameni 25 minut.
3. Rýžovou směs rozdělte do misek a podávejte k snídani.

Výživa: kalorií 314, tuky 12,2, vláknina 1,8, sacharidy 42,1, bílkoviny 9,5

Vejce z rajčat a špenátu

Doba přípravy: 10 minut.
Doba přípravy: 20 minut.
Porce: 4

Ingredience:
- ½ šálku odstředěného mléka
- černý pepř podle chuti
- 8 vajec, rozšlehaných
- 1 šálek baby špenátu, nakrájeného
- 1 žlutá cibule, nakrájená
- 1 lžíce olivového oleje
- 1 šálek nakrájených cherry rajčat
- ¼ šálku beztučného sýra čedar, nastrouhaného

adresy:
1. Rozpálíme pánev s olejem na střední teplotu, přidáme cibuli, zamícháme a opékáme 2-3 minuty.
2. Přidejte špenát a rajčata, promíchejte a vařte další 2 minuty.
3. Přidejte vejce smíchaná s mlékem a černým pepřem a jemně promíchejte.
4. Posypte sýrem čedar, vložte pánev do trouby a pečte při 390 stupních F po dobu 15 minut.
5. Rozdělte na talíře a podávejte.

Výživa: kalorií 195, tuky 13, vláknina 1,3, sacharidy 6,8, bílkoviny 13,7

sezamová omeleta

Doba přípravy: 5 minut.
Doba přípravy: 15 minut.
Porce: 4

Ingredience:
- 4 rozšlehaná vejce
- Špetka černého pepře
- 1 lžíce olivového oleje
- 1 lžička sezamu
- 2 nakrájené jarní cibulky
- 1 lžička sladké papriky
- 1 lžíce nasekaného koriandru

adresy:
1. Na středním plameni rozpálíme pánev s olejem, přidáme jarní cibulku, zamícháme a 2 minuty opékáme.
2. Přidejte vejce smíchaná s ostatními ingrediencemi, trochu promíchejte, rozložte tortillu na pánev a vařte 7 minut.
3. Otočte, vařte tortillu dalších 6 minut, rozdělte na talíře a podávejte.

Výživa: kalorií 101, tuky 8,3, vláknina 0,5, sacharidy 1,4, bílkoviny 5,9

Ovesné vločky z cukety

Doba přípravy: 5 minut.
Doba přípravy: 20 minut.
Porce: 4

Ingredience:
- 1 šálek ocelového řezaného ovsa
- 3 šálky mandlového mléka
- 1 lžíce odstředěného másla
- 2 lžičky mleté skořice
- 1 lžička koření na dýňový koláč
- 1 hrnek nastrouhané cukety

adresy:
1. Na středním plameni rozehřejte pánev s mlékem, přidejte oves a ostatní ingredience, promíchejte, přiveďte k varu a za občasného míchání vařte 20 minut.
2. Ovesné vločky rozdělte do misek a podávejte k snídani.

Výživa: kalorií 508, tuky 44,5, vláknina 6,7, sacharidy 27,2, bílkoviny 7,5

Mandle a kokosová miska

Doba přípravy: 5 minut.
Doba přípravy: 20 minut.
Porce: 4

Ingredience:
- 2 hrnky kokosového mléka
- 1 hrnek strouhaného kokosu
- ½ šálku javorového sirupu
- 1 šálek rozinek
- 1 šálek mandlí
- ½ lžičky vanilkového extraktu

adresy:
1. Do hrnce dáme mléko, na středním plameni přivedeme k varu, přidáme kokos a ostatní ingredience a za občasného míchání vaříme 20 minut.
2. Směs rozdělte do misek a podávejte teplé k snídani.

Výživa: kalorií 697, tuky 47,4, vláknina 8,8, sacharidy 70, bílkoviny 9,6

Teplý cizrnový salát

Doba přípravy: 5 minut.
Doba přípravy: 15 minut.
Porce: 4

Ingredience:
- 2 stroužky česneku, nasekané
- 2 rajčata, nakrájená na kostičky
- 1 okurka, nakrájená na kostičky
- 2 nakrájené šalotky
- 2 hrnky konzervované cizrny, bez přidané soli, okapané
- 1 lžíce nasekané petrželky
- 1/3 šálku nasekané máty
- 1 avokádo, vypeckované, oloupané a nakrájené na kostičky
- 2 lžíce olivového oleje
- šťáva z 1 limetky
- černý pepř podle chuti

adresy:
1. Rozpalte pánev s olejem na střední teplotu, přidejte česnek a šalotku, promíchejte a opékejte 2 minuty.
2. Přidejte cizrnu a ostatní ingredience, promíchejte, vařte dalších 13 minut, rozdělte do misek a podávejte k snídani.

Výživa: kalorií 561, tuky 23,1, vláknina 22,4, sacharidy 73,1, bílkoviny 21,8

Kakao a jáhlový pudink

Doba přípravy: 10 minut.
Doba přípravy: 30 minut.
Porce: 4

Ingredience:
- 14 uncí kokosového mléka
- 1 šálek jáhel
- 1 lžíce kakaového prášku
- ½ lžičky vanilkového extraktu

adresy:
1. Mléko dejte do hrnce, na středním plameni přiveďte k varu, přidejte jáhly a ostatní ingredience a za stálého míchání vařte 30 minut.
2. Rozdělíme do misek a podáváme k snídani.

Výživa: kalorie 422, tuky 25,9, vláknina 6,8, sacharidy 42,7, bílkoviny 8

chia pudink

Doba přípravy: 15 minut.
Doba přípravy: 0 minut.
Porce: 4

Ingredience:
- 2 šálky mandlového mléka
- ½ šálku chia semínek
- 2 lžíce kokosového cukru
- Kůra z ½ nastrouhaného citronu
- 1 lžička vanilkového extraktu
- ½ lžičky zázvorového prášku

adresy:
1. Chia semínka dáme do mísy s mlékem a ostatními ingrediencemi, promícháme a před podáváním necháme 15 minut odležet.

Výživa: kalorií 366, tuky 30,8, vláknina 5,5, sacharidy 20,8, bílkoviny 4,6

tapiokový pudink

Doba přípravy: 2 hodiny.
Doba přípravy: 0 minut.
Porce: 4

Ingredience:
- ½ šálku tapiokových perel
- 2 šálky teplého kokosového mléka
- 4 lžičky kokosového cukru
- ½ lžičky mleté skořice

adresy:
1. Tapioku smíchejte v misce s teplým mlékem a ostatními ingrediencemi, promíchejte a před podáváním nechte 2 hodiny odležet.
2. Rozdělte do malých misek a podávejte k snídani.

Výživa: kalorie 439, tuky 28,6, vláknina 2,8, sacharidy 42,5, bílkoviny 3,8

čedar hash

Doba přípravy: 10 minut.
Doba přípravy: 25 minut.
Porce: 4

Ingredience:
- 1 libra hash browns
- 1 lžíce avokádového oleje
- 1/3 šálku kokosové smetany
- 1 žlutá cibule, nakrájená
- 1 šálek strouhaného beztučného sýra čedar
- černý pepř podle chuti
- 4 rozšlehaná vejce

adresy:
1. Rozpálíme pánev s olejem na střední teplotu, přidáme bramborové krokety a cibuli, zamícháme a opékáme 5 minut.
2. Přidejte zbytek ingrediencí kromě sýra, promíchejte a vařte dalších 5 minut.
3. Posypte sýrem, vložte pánev do trouby a pečte při 390 °F po dobu 15 minut.
4. Směs rozprostřete na talíře a podávejte k snídani.

Výživa: kalorií 539, tuky 33,2, vláknina 4,8, sacharidy 44,4, bílkoviny 16,8

Hráškový salát

Doba přípravy: 10 minut.
Doba přípravy: 20 minut.
Porce: 4

Ingredience:
- 3 stroužky česneku, nasekané
- 1 žlutá cibule, nakrájená
- 1 lžíce olivového oleje
- 1 nakrájená mrkev
- 1 lžíce balzamikového octa
- 2 šálky hrášku, nakrájené na polovinu
- ½ šálku zeleninového vývaru, bez přidané soli
- 2 lžíce nasekané pažitky
- 1 lžíce nasekaného koriandru

adresy:
1. Rozpálíme pánev s olejem na střední teplotu, přidáme cibuli a česnek, zamícháme a 5 minut opékáme.
2. Přidejte hrášek a ostatní ingredience, promíchejte a vařte na středním plameni 15 minut.
3. Směs rozdělte do misek a podávejte teplé k snídani.

Výživa: kalorií 89, tuky 4,2, vláknina 3,3, sacharidy 11,2, bílkoviny 3,3

Směs quinoy a cizrny

Doba přípravy: 10 minut.
Doba přípravy: 20 minut.
Porce: 6

Ingredience:
- 1 červená cibule, nakrájená
- 1 lžíce olivového oleje
- 15-uncová plechovka cizrny, bez přidané soli, scezená
- 14 uncí kokosového mléka
- ¼ šálku quinoa
- 1 lžíce strouhaného zázvoru
- 2 stroužky česneku, nasekané
- 1 polévková lžíce prášku z kurkumy
- 1 lžíce nasekaného koriandru

adresy:
1. Rozpálíme pánev s olejem na střední teplotu, přidáme cibuli, zamícháme a 5 minut opékáme.
2. Přidejte cizrnu, quinou a ostatní ingredience, promíchejte, přiveďte k varu a vařte 15 minut.
3. Směs rozdělte do misek a podávejte k snídani.

Výživa: kalorie 472, tuky 23, vláknina 15,1, sacharidy 54,6, bílkoviny 16,6

Olivový a pepřový salát

Doba přípravy: 5 minut.
Doba přípravy: 15 minut.
Porce: 4

Ingredience:
- 1 šálek černých oliv, vypeckovaných a nakrájených na poloviny
- ½ šálku zelených oliv, vypeckovaných a nakrájených na polovinu
- 1 lžíce olivového oleje
- 2 nakrájené jarní cibulky
- 1 červená paprika nakrájená na proužky
- 1 zelená paprika, nakrájená na proužky
- Kůra z 1 nastrouhané limetky
- šťáva z 1 limetky
- 1 svazek nasekané petrželky
- 1 nakrájené rajče

adresy:
1. Na středním plameni rozpálíme pánev s olejem, přidáme jarní cibulku, zamícháme a 2 minuty opékáme.
2. Přidejte olivy, papriku a zbytek ingrediencí, promíchejte a vařte dalších 13 minut.
3. Rozdělíme do misek a podáváme k snídani.

Výživa: kalorií 192, tuky 6,7, vláknina 3,3, sacharidy 9,3, bílkoviny 3,5

Směs zelených fazolek a vajec

Doba přípravy: 10 minut.
Doba přípravy: 15 minut.
Porce: 4

Ingredience:
- 1 nasekaný stroužek česneku
- 1 červená cibule, nakrájená
- 1 lžíce avokádového oleje
- 1 libra zelených fazolí, oříznutých a rozpůlených
- 8 vajec, rozšlehaných
- 1 lžíce nasekaného koriandru
- Špetka černého pepře

adresy:
1. Rozpalte pánev s olejem na střední teplotu, přidejte cibuli a česnek a opékejte 2 minuty.
2. Přidejte zelené fazolky a vařte další 2 minuty.
3. Přidejte vejce, černý pepř a koriandr, promíchejte, rozložte na pánev a vařte 10 minut.
4. Směs rozdělte na talíře a podávejte.

Výživa: kalorií 260, tuky 12,1, vláknina 4,7, sacharidy 19,4, bílkoviny 3,6

Salát z mrkve a vajec

Doba přípravy: 10 minut.
Doba přípravy: 0 minut.
Porce: 4

Ingredience:
- 2 nakrájené mrkve
- 2 nakrájené zelené cibule
- 1 svazek nasekané petrželky
- 2 lžíce olivového oleje
- 4 vejce natvrdo, oloupaná a nakrájená na kostičky
- 1 lžíce balzamikového octa
- 1 lžíce nasekané pažitky
- Špetka černého pepře

adresy:
1. V misce smíchejte mrkev s vejci a zbytkem ingrediencí, promíchejte a podávejte k snídani.

Výživa: kalorií 251, tuky 9,6, vláknina 4,1, sacharidy 15,2, bílkoviny 3,5

krémové bobule

Doba přípravy: 5 minut.
Doba přípravy: 15 minut.
Porce: 4

Ingredience:
- 3 lžíce kokosového cukru
- 1 šálek kokosové smetany
- 1 šálek borůvek
- 1 šálek ostružin
- 1 šálek jahod
- 1 lžička vanilkového extraktu

adresy:
1. Smetanu dejte do pánve, zahřejte na středním plameni, přidejte cukr a ostatní ingredience, promíchejte, povařte 15 minut, rozdělte do misek a podávejte k snídani.

Výživa: kalorie 460, tuky 16,7, vláknina 6,5, sacharidy 40,3, bílkoviny 5,7

Mleté hovězí maso a rajčatový guláš

Doba přípravy: 10 minut.
Doba přípravy: 20 minut.
Porce: 4

Ingredience:
- 1 libra mletého hovězího masa
- 1 červená cibule, nakrájená
- 1 lžíce olivového oleje
- 1 šálek cherry rajčat, nakrájených na polovinu
- ½ červené papriky, nakrájené
- černý pepř podle chuti
- 1 lžíce nasekané pažitky
- 1 lžíce nasekaného rozmarýnu
- 3 lžíce hovězího vývaru s nízkým obsahem sodíku

adresy:
1. Rozpálíme pánev s olejem na střední teplotu, přidáme cibuli a papriku, zamícháme a 5 minut opékáme.
2. Přidejte maso, promíchejte a opékejte dalších 5 minut.
3. Přidejte zbytek ingrediencí, promíchejte, povařte 10 minut, rozdělte do misek a podávejte k obědu.

Výživa: kalorií 320, tuky 11,3, vláknina 4,4, sacharidy 18,4, bílkoviny 9

Salát s krevetami a avokádem

Doba přípravy: 5 minut.
Doba přípravy: 0 minut.
Porce: 4

Ingredience:
- 1 pomeranč, oloupaný a nakrájený na kostičky
- 1 libra krevet, vařené, oloupané a zbavené
- 2 šálky dětské rukoly
- 1 avokádo, vypeckované, oloupané a nakrájené na kostičky
- 2 lžíce olivového oleje
- 2 lžíce balzamikového octa
- Šťáva z ½ pomeranče
- sůl a černý pepř

adresy:
1. V salátové míse smícháme a spojíme krevety s pomeranči a ostatními ingrediencemi, promícháme a podáváme k obědu.

Výživa: kalorií 300, tuky 5,2, vláknina 2, sacharidy 11,4, bílkoviny 6,7

Krém z brokolice

Doba přípravy: 10 minut.
Doba přípravy: 40 minut.
Porce: 4

Ingredience:
- 2 libry růžičky brokolice
- 1 žlutá cibule, nakrájená
- 1 lžíce olivového oleje
- černý pepř podle chuti
- 2 stroužky česneku, nasekané
- 3 šálky hovězího vývaru s nízkým obsahem sodíku
- 1 šálek kokosového mléka
- 2 lžíce nasekaného koriandru

adresy:
1. Rozpálíme pánev s olejem na střední teplotu, přidáme cibuli a česnek, zamícháme a 5 minut opékáme.
2. Přidejte brokolici a ostatní ingredience kromě kokosového mléka, přiveďte k varu a vařte na středním plameni dalších 35 minut.
3. Polévku rozmixujeme ponorným mixérem, přidáme kokosové mléko, znovu vyleštíme, rozdělíme do misek a podáváme.

Výživa: kalorií 330, tuky 11,2, vláknina 9,1, sacharidy 16,4, bílkoviny 9,7

Zelňačka

Doba přípravy: 10 minut.
Doba přípravy: 40 minut.
Porce: 4

Ingredience:
- 1 velká kapusta, nastrouhaná
- 1 žlutá cibule, nakrájená
- 1 lžíce olivového oleje
- černý pepř podle chuti
- 1 nakrájený pórek
- 2 šálky konzervovaných rajčat s nízkým obsahem sodíku
- 4 šálky kuřecího vývaru s nízkým obsahem sodíku
- 1 lžíce nasekaného koriandru

adresy:
1. Na středním plameni rozehřejte pánev s olejem, přidejte cibuli a pórek, zamíchejte a opékejte 5 minut.
2. Přidejte zelí a zbytek ingrediencí kromě koriandru, přiveďte k varu a vařte na středním plameni 35 minut.
3. Polévku nalijeme do misek, posypeme koriandrem a podáváme.

Výživa: kalorií 340, tuky 11,7, vláknina 6, sacharidy 25,8, bílkoviny 11,8

Polévka z celeru a květáku

Doba přípravy: 10 minut.
Doba přípravy: 40 minut.
Porce: 4

Ingredience:
- 2 libry růžičky květáku
- 1 červená cibule, nakrájená
- 1 lžíce olivového oleje
- 1 šálek rajčatového protlaku
- černý pepř podle chuti
- 1 šálek nakrájeného celeru
- 6 šálků kuřecího vývaru s nízkým obsahem sodíku
- 1 lžíce nasekaného kopru

adresy:
4. Rozpálíme pánev s olejem na středně vysokou teplotu, přidáme cibuli a celer, promícháme a 5 minut opékáme.
5. Přidejte květák a zbytek ingrediencí, přiveďte k varu a vařte na středním plameni dalších 35 minut.
6. Polévku rozdělíme do misek a podáváme.

Výživa: kalorií 135, tuky 4, vláknina 8, sacharidy 21,4, bílkoviny 7,7

Pórková polévka a vepřové maso

Doba přípravy: 10 minut.
Doba přípravy: 40 minut.
Porce: 4

Ingredience:
- 1 libra taženého vepřového masa, nakrájeného na kostičky
- černý pepř podle chuti
- 5 nakrájených pórků
- 1 žlutá cibule, nakrájená
- 2 lžíce olivového oleje
- 1 lžíce nasekané petrželky
- 6 šálků hovězího vývaru s nízkým obsahem sodíku

adresy:
4. Rozpálíme pánev s olejem na středně vysokou teplotu, přidáme cibuli a pórek, promícháme a opékáme 5 minut.
5. Přidejte maso, promíchejte a opékejte dalších 5 minut.
6. Přidejte zbytek ingrediencí, přiveďte k varu a vařte na středním plameni 30 minut.
7. Polévku nalijeme do misek a podáváme.

Výživa: kalorie 395, tuky 18,3, vláknina 2,6, sacharidy 18,4, bílkoviny 38,2

Brokolicový salát s krevetami a mátou

Doba přípravy: 5 minut.
Doba přípravy: 20 minut.
Porce: 4

Ingredience:
- 1/3 šálku zeleninového vývaru s nízkým obsahem sodíku
- 2 lžíce olivového oleje
- 2 šálky růžičky brokolice
- 1 libra krevet, oloupaných a zbavených
- černý pepř podle chuti
- 1 žlutá cibule, nakrájená
- 4 cherry rajčata, nakrájená na polovinu
- 2 stroužky česneku, nasekané
- šťáva z ½ citronu
- ½ šálku oliv kalamata, vypeckovaných a rozpůlených
- 1 lžíce nasekané máty

adresy:
1. Rozpalte pánev s olejem na středně vysokou teplotu, přidejte cibuli a česnek, promíchejte a opékejte 3 minuty.
2. Přidejte krevety, promíchejte a vařte další 2 minuty.
3. Přidejte brokolici a ostatní ingredience, promíchejte, povařte 10 minut, rozdělte do misek a podávejte k obědu.

Výživa: kalorií 270, tuky 11,3, vláknina 4,1, sacharidy 14,3, bílkoviny 28,9

Polévka z krevet a tresky

Doba přípravy: 10 minut.
Doba přípravy: 20 minut.
Porce: 4

Ingredience:
- 1 litr kuřecího vývaru s nízkým obsahem sodíku
- ½ libry krevety, oloupané a zbavené
- ½ libry filetů z tresky, vykostěné, bez kůže a nakrájené na kostičky
- 2 lžíce olivového oleje
- 2 lžičky chilli prášku
- 1 lžička sladké papriky
- 2 nakrájené šalotky
- Špetka černého pepře
- 1 lžíce nasekaného kopru

adresy:
1. Rozpálíme pánev s olejem na střední teplotu, přidáme šalotku, promícháme a 5 minut opékáme.
2. Přidejte krevety a tresku a vařte dalších 5 minut.
3. Přidejte zbytek ingrediencí, přiveďte k varu a vařte na středním plameni 10 minut.
4. Polévku rozdělíme do misek a podáváme.

Výživa: kalorií 189, tuky 8,8, vláknina 0,8, sacharidy 3,2, bílkoviny 24,6

Směs krevet a zelené cibule

Doba přípravy: 10 minut.
Doba přípravy: 10 minut.
Porce: 4

Ingredience:
- 2 libry krevet, oloupaných a zbavených žilek
- 1 šálek cherry rajčat, nakrájených na polovinu
- 1 lžíce olivového oleje
- 4 nakrájené zelené cibule
- 1 lžíce balzamikového octa
- 1 lžíce nasekané pažitky

adresy:
1. Rozpálíme pánev s olejem na střední teplotu, přidáme cibuli a cherry rajčata, zamícháme a smažíme 4 minuty.
2. Přidejte krevety a ostatní ingredience, vařte dalších 6 minut, rozdělte na talíře a podávejte.

Výživa: kalorie 313, tuk 7,5, vláknina 1, sacharidy 6,4, bílkoviny 52,4

špenátový guláš

Doba přípravy: 10 minut.
Doba přípravy: 15 minut.
Porce: 4

Ingredience:
- 1 lžíce olivového oleje
- 1 lžička strouhaného zázvoru
- 2 stroužky česneku, nasekané
- 1 žlutá cibule, nakrájená
- 2 rajčata, nakrájená
- 1 šálek konzervovaných rajčat, bez přidané soli
- 1 lžička kmínu, mletého
- Špetka černého pepře
- 1 šálek zeleninového vývaru s nízkým obsahem sodíku
- 2 libry špenátových listů

adresy:
1. Rozpálíme pánev s olejem na střední teplotu, přidáme zázvor, česnek a cibuli, zamícháme a opékáme 5 minut.
2. Přidejte rajčata, rajčata z konzervy a ostatní přísady, jemně promíchejte, přiveďte k varu a vařte dalších 10 minut.
3. Omáčku rozdělte do misek a podávejte.

Výživa: kalorií 123, tuky 4,8, vláknina 7,3, sacharidy 17, bílkoviny 8,2

kari květáková směs

Doba přípravy: 10 minut.
Doba přípravy: 25 minut.
Porce: 4

Ingredience:
- 1 červená cibule, nakrájená
- 1 lžíce olivového oleje
- 2 stroužky česneku, nasekané
- 1 červená paprika, nakrájená
- 1 nakrájená zelená paprika
- 1 lžíce limetkové šťávy
- 1 libra růžičky květáku
- 14 uncí konzervovaných rajčat, nakrájených
- 2 lžičky kari
- Špetka černého pepře
- 2 šálky kokosové smetany
- 1 lžíce nasekaného koriandru

adresy:
1. Rozpálíme pánev s olejem na střední teplotu, přidáme cibuli a česnek, zamícháme a 5 minut opékáme.
2. Přidejte papriku a ostatní ingredience, vše přiveďte k varu a vařte na středním plameni 20 minut.
3. Vše rozdělíme do misek a podáváme.

Výživa: kalorií 270, tuky 7,7, vláknina 5,4, sacharidy 12,9, bílkoviny 7

Dušené maso z mrkve a cukety

Doba přípravy: 10 minut.
Doba přípravy: 30 minut.
Porce: 4

Ingredience:
- 1 žlutá cibule, nakrájená
- 2 lžíce olivového oleje
- 2 stroužky česneku, nasekané
- 4 cukety, nakrájené na plátky
- 2 nakrájené mrkve
- 1 lžička sladké papriky
- ¼ lžičky chilli prášku
- Špetka černého pepře
- ½ šálku nakrájených rajčat
- 2 šálky zeleninového vývaru s nízkým obsahem sodíku
- 1 lžíce nasekané pažitky
- 1 lžíce nasekaného rozmarýnu

adresy:
1. Rozpálíme pánev s olejem na střední teplotu, přidáme cibuli a česnek, zamícháme a 5 minut opékáme.
2. Přidejte cuketu, mrkev a ostatní suroviny, přiveďte k varu a vařte dalších 25 minut.
3. Omáčku rozdělte do misek a ihned podávejte k obědu.

Výživa: kalorií 272, tuky 4,6, vláknina 4,7, sacharidy 14,9, bílkoviny 9

Guláš zelí a zelených fazolí

Doba přípravy: 10 minut.
Doba přípravy: 25 minut.
Porce: 4

Ingredience:
- 2 lžíce olivového oleje
- 1 fialové zelí, nakrájené
- 1 červená cibule, nakrájená
- 1 libra zelených fazolí, oříznutých a rozpůlených
- 2 stroužky česneku, nasekané
- 7 uncí konzervovaných rajčat, nakrájených bez přidané soli
- 2 šálky zeleninového vývaru s nízkým obsahem sodíku
- Špetka černého pepře
- 1 lžíce nasekaného kopru

adresy:
1. Rozpálíme pánev s olejem na střední teplotu, přidáme cibuli a česnek, zamícháme a 5 minut opékáme.
2. Přidejte zelí a zbývající ingredience, promíchejte, přikryjte a vařte na středním plameni 20 minut.
3. Rozdělíme do misek a podáváme k obědu.

Výživa: kalorií 281, tuky 8,5, vláknina 7,1, sacharidy 14,9, bílkoviny 6,7

Houbová chilli polévka

Doba přípravy: 5 minut.
Doba přípravy: 30 minut.
Porce: 4

Ingredience:
- 1 žlutá cibule, nakrájená
- 1 lžíce olivového oleje
- 1 nakrájená červená chilli papřička
- 1 lžička chilli prášku
- ½ lžičky pálivé papriky
- 4 stroužky česneku, nasekané
- 1 libra bílých žampionů nakrájených na plátky
- 6 šálků zeleninového vývaru s nízkým obsahem sodíku
- 1 šálek nakrájených rajčat
- ½ lžíce nasekané petrželky

adresy:
1. Rozpálíme pánev s olejem na střední teplotu, přidáme cibuli, chilli papričky, pálivou papriku, chilli prášek a česnek, mícháme a opékáme 5 minut.
2. Přidejte houby, promíchejte a vařte dalších 5 minut.
3. Přidejte zbytek ingrediencí, přiveďte k varu a vařte na středním plameni 20 minut.
4. Polévku rozdělíme do misek a podáváme.

Výživa: kalorií 290, tuky 6,6, vláknina 4,6, sacharidy 16,9, bílkoviny 10

vepřové maso s chilli

Doba přípravy: 10 minut.
Doba přípravy: 30 minut.
Porce: 4

Ingredience:
- 2 libry dušeného vepřového masa nakrájeného na kostičky
- 2 lžíce chilli pasty
- 1 žlutá cibule, nakrájená
- 2 stroužky česneku, nasekané
- 1 lžíce olivového oleje
- 2 šálky hovězího vývaru s nízkým obsahem sodíku
- 1 lžíce nasekaného oregana

adresy:
1. Rozpálíme pánev s olejem, na středně vysokou teplotu, přidáme cibuli a česnek, promícháme a opékáme 5 minut.
2. Přidejte maso a opékejte dalších 5 minut.
3. Přidejte zbytek ingrediencí, přiveďte k varu a vařte na středním plameni dalších 20 minut.
4. Směs rozdělte do misek a podávejte.

Výživa: kalorií 363, tuky 8,6, vláknina 7, sacharidy 17,3, bílkoviny 18,4

Houbový salát s paprikou a lososem

Doba přípravy: 10 minut.
Doba přípravy: 20 minut.
Porce: 4

Ingredience:
- 10 uncí uzeného lososa, s nízkým obsahem sodíku, bez kostí, bez kůže, nakrájený na kostičky
- 2 nakrájené zelené cibule
- 2 červené chilli papričky, nakrájené
- 1 lžíce olivového oleje
- ½ lžičky sušeného oregana
- ½ lžičky uzené papriky
- Špetka černého pepře
- 8 uncí bílých knoflíkových hub, nakrájených na plátky
- 1 lžíce citronové šťávy
- 1 šálek černých oliv, vypeckovaných a nakrájených na poloviny
- 1 lžíce nasekané petrželky

adresy:
1. Rozpálíme pánev s olejem na střední teplotu, přidáme cibuli a chilli, zamícháme a opékáme 4 minuty.
2. Přidejte houby, promíchejte a vařte 5 minut.
3. Přidejte lososa a ostatní ingredience, promíchejte, vařte dalších 10 minut, rozdělte do misek a podávejte k obědu.

Výživa: kalorií 321, tuky 8,5, vláknina 8, sacharidy 22,2, bílkoviny 13,5

Směs cizrny a brambor

Doba přípravy: 10 minut.
Doba přípravy: 30 minut.
Porce: 4

Ingredience:
- 2 lžíce olivového oleje
- 1 šálek konzervované cizrny, bez přidané soli, scezený a propláchnutý
- 1 libra sladkých brambor, oloupaných a nakrájených na kostičky
- 4 stroužky česneku, nasekané
- 2 nakrájené šalotky
- 1 šálek konzervovaných rajčat, nesolených a nakrájených
- 1 lžička mletého koriandru
- 2 rajčata, nakrájená
- 1 šálek zeleninového vývaru s nízkým obsahem sodíku
- Špetka černého pepře
- 1 lžíce citronové šťávy
- 1 lžíce nasekaného koriandru

adresy:
1. Rozpálíme pánev s olejem na střední teplotu, přidáme šalotku a česnek, promícháme a 5 minut opékáme.
2. Přidejte cizrnu, brambory a ostatní ingredience, přiveďte k varu a vařte na středním plameni 25 minut.
3. Vše rozdělte do misek a podávejte k obědu.

Výživa: kalorií 341, tuky 11,7, vláknina 6, sacharidy 14,9, bílkoviny 18,7

Kardamomová kuřecí směs

Doba přípravy: 10 minut.
Doba přípravy: 30 minut.
Porce: 4

Ingredience:
- 1 lžíce olivového oleje
- 1 libra kuřecích prsou, bez kůže, kostí a nakrájených na kostičky
- 1 nakrájená šalotka
- 1 lžíce strouhaného zázvoru
- 2 stroužky česneku, nasekané
- 1 lžička kardamomu, mletého
- ½ lžičky kurkumového prášku
- 1 lžička limetkové šťávy
- 1 šálek kuřecího vývaru s nízkým obsahem sodíku
- 1 lžíce nasekaného koriandru

adresy:
1. Rozpalte pánev s olejem na středně vysokou teplotu, přidejte šalotku, zázvor, česnek, kardamom a kurkumu, promíchejte a vařte 5 minut.
2. Přidejte maso a opékejte 5 minut.
3. Přidejte zbytek ingrediencí, vše přiveďte k varu a vařte 20 minut.
4. Směs rozdělte do misek a podávejte.

Výživa: kalorií 175, tuky 6,5, vláknina 0,5, sacharidy 3,3, bílkoviny 24,7

Čočková chilli

Doba přípravy: 10 minut.
Doba přípravy: 35 minut.
Porce: 6

Ingredience:
- 1 nakrájená zelená paprika
- 1 lžíce olivového oleje
- 2 nakrájené jarní cibulky
- 2 stroužky česneku, nasekané
- Plechovka čočky o objemu 24 uncí, bez přidané soli, scezená a propláchnutá
- 2 hrnky zeleninového vývaru
- 2 lžíce chilli, hladké
- ½ lžičky chipotle prášku
- 30 uncí konzervovaných rajčat, bez přidané soli, nakrájených
- Špetka černého pepře

adresy:
1. Rozpálíme pánev s olejem na střední teplotu, přidáme cibuli a česnek, zamícháme a 5 minut opékáme.
2. Přidejte papriku, čočku a ostatní ingredience, přiveďte k varu a na středním plameni vařte 30 minut.
3. Chilli rozdělte do misek a podávejte k obědu.

Výživa: kalorií 466, tuky 5, vláknina 37,6, sacharidy 77,9, bílkoviny 31,2

Endivie rozmarýnová

Doba přípravy: 10 minut.
Doba přípravy: 20 minut.
Porce: 4

Ingredience:
- 2 endivie, rozkrojené podélně napůl
- 2 lžíce olivového oleje
- 1 lžička sušeného rozmarýnu
- ½ lžičky kurkumového prášku
- Špetka černého pepře

adresy:
1. V pekáči spojte endivie s olejem a zbývajícími přísadami, jemně promíchejte, vložte do trouby a pečte při 400 stupních F po dobu 20 minut.
2. Rozdělte na talíře a podávejte jako přílohu.

Výživa: kalorií 66, tuky 7,1, vláknina 1, sacharidy 1,2, bílkoviny 0,3

citronový divy

Doba přípravy: 10 minut.
Doba přípravy: 20 minut.
Porce: 4

Ingredience:
- 4 endivie, rozkrojené podélně napůl
- 1 lžíce citronové šťávy
- 1 lžíce nastrouhané citronové kůry
- 2 lžíce strouhaného parmazánu bez tuku
- 2 lžíce olivového oleje
- Špetka černého pepře

adresy:
1. Do zapékací mísy přidáme endivie s citronovou šťávou a všechny ostatní suroviny kromě parmazánu a promícháme.
2. Navrch posypte parmazánem, pečte endivie při 400 stupních F po dobu 20 minut, rozdělte na talíře a podávejte jako přílohu.

Výživa: kalorií 71, tuky 7,1, vláknina 0,9, sacharidy 2,3, bílkoviny 0,9

Chřest s pestem

Doba přípravy: 10 minut.
Doba přípravy: 20 minut.
Porce: 4

Ingredience:
- 1 libra chřestu, nakrájeného
- 2 lžíce bazalkového pesta
- 1 lžíce citronové šťávy
- Špetka černého pepře
- 3 lžíce olivového oleje
- 2 lžíce nasekaného koriandru

adresy:
1. Uspořádejte chřest na vyložený plech, přidejte pesto a ostatní ingredience, promíchejte, vložte do trouby a pečte při 400 stupních F po dobu 20 minut.
2. Rozdělte na talíře a podávejte jako přílohu.

Výživa: kalorií 114, tuky 10,7, vláknina 2,4, sacharidy 4,6, bílkoviny 2,6

Mrkev s paprikou

Doba přípravy: 10 minut.
Doba přípravy: 30 minut.
Porce: 4

Ingredience:
- 1 libra baby mrkve, nakrájená
- 1 lžička sladké papriky
- 1 lžička limetkové šťávy
- 3 lžíce olivového oleje
- Špetka černého pepře
- 1 lžička sezamu

adresy:
1. Umístěte mrkev na vyložený plech, přidejte papriku a všechny ostatní přísady kromě sezamových semínek, promíchejte, vložte do trouby a pečte při 400 stupních F po dobu 30 minut.
2. Mrkev rozdělte na talíře, posypte sezamovými semínky a podávejte jako přílohu.

Výživa: kalorií 142, tuky 11,3, vláknina 4,1, sacharidy 11,4, bílkoviny 1,2

Krémový bramborový kastrol

Doba přípravy: 10 minut.
Doba přípravy: 1 hodina.
Porce: 8

Ingredience:
- 1 libra zlatých brambor, oloupaných a nakrájených na kostičky
- 2 lžíce olivového oleje
- 1 červená cibule, nakrájená
- 2 stroužky česneku, nasekané
- 2 šálky kokosové smetany
- 1 lžíce nasekaného tymiánu
- ¼ lžičky mletého muškátového oříšku
- ½ šálku strouhaného nízkotučného parmazánu

adresy:
1. Rozpalte pánev s olejem na střední teplotu, přidejte cibuli a česnek a opékejte 5 minut.
2. Přidejte brambory a opékejte je dalších 5 minut.
3. Přidejte smetanu a zbytek ingrediencí, jemně promíchejte, přiveďte k varu a vařte na středním plameni dalších 40 minut.
4. Směs rozdělte na talíře a podávejte jako přílohu.

Výživa: kalorií 230, tuky 19,1, vláknina 3,3, sacharidy 14,3, bílkoviny 3,6

sezamové zelí

Doba přípravy: 10 minut.
Doba přípravy: 20 minut.
Porce: 4

Ingredience:
- 1 libra kapusty, strouhané
- 2 lžíce olivového oleje
- Špetka černého pepře
- 1 nakrájená šalotka
- 2 stroužky česneku, nasekané
- 2 lžíce balzamikového octa
- 2 lžičky pálivé papriky
- 1 lžička sezamu

adresy:
1. Rozpalte pánev s olejem na střední teplotu, přidejte šalotku a česnek a opékejte 5 minut.
2. Přidejte zelí a ostatní ingredience, promíchejte, vařte na středním plameni 15 minut, rozdělte na talíře a podávejte.

Výživa: kalorií 101, tuky 7,6, vláknina 3,4, sacharidy 84, bílkoviny 1,9

Brokolice s koriandrem

Doba přípravy: 10 minut.
Doba přípravy: 30 minut.
Porce: 4

Ingredience:
- 2 lžíce olivového oleje
- 1 libra růžičky brokolice
- 2 stroužky česneku, nasekané
- 2 lžíce chilli omáčky
- 1 lžíce citronové šťávy
- Špetka černého pepře
- 2 lžíce nasekaného koriandru

adresy:
1. V pekáči smíchejte brokolici s olejem, česnekem a ostatními přísadami, trochu promíchejte, vložte do trouby a pečte při 400 stupních F po dobu 30 minut.
2. Směs rozdělte na talíře a podávejte jako přílohu.

Výživa: kalorií 103, tuky 7,4, vláknina 3, sacharidy 8,3, bílkoviny 3,4

Růžičková kapusta s chilli

Doba přípravy: 10 minut.
Doba přípravy: 25 minut.
Porce: 4

Ingredience:
- 1 lžíce olivového oleje
- 1 libra růžičkové kapusty, oříznutá a nakrájená na polovinu
- 2 stroužky česneku, nasekané
- ½ šálku odstředěné mozzarelly, nastrouhané
- Špetka pepřových vloček, rozdrcených

adresy:
1. Klíčky spolu s olejem a ostatními ingrediencemi kromě sýra vložíme do zapékací mísy a promícháme.
2. Posypte sýrem, vložte do trouby a pečte při 400 stupních F po dobu 25 minut.
3. Rozdělte na talíře a podávejte jako přílohu.

Výživa: kalorií 91, tuky 4,5, vláknina 4,3, sacharidy 10,9, bílkoviny 5

Směs růžičkové kapusty a zelené cibule

Doba přípravy: 10 minut.
Doba přípravy: 25 minut.
Porce: 4

Ingredience:
- 2 lžíce olivového oleje
- 1 libra růžičkové kapusty, oříznutá a nakrájená na polovinu
- 3 nakrájené zelené cibule
- 2 stroužky česneku, nasekané
- 1 lžíce balzamikového octa
- 1 lžička sladké papriky
- Špetka černého pepře

adresy:
1. Na plechu smíchejte růžičkovou kapustu s olejem a ostatními přísadami, promíchejte a pečte při 400 stupních F po dobu 25 minut.
2. Směs rozdělte na talíře a podávejte.

Výživa: kalorií 121, tuky 7,6, vláknina 5,2, sacharidy 12,7, bílkoviny 4,4

Rozmačkaný květák

Doba přípravy: 10 minut.
Doba přípravy: 25 minut.
Porce: 4

Ingredience:
- 2 libry růžičky květáku
- ½ šálku kokosového mléka
- Špetka černého pepře
- ½ šálku nízkotučné zakysané smetany
- 1 lžíce nasekaného koriandru
- 1 lžíce nasekané pažitky

adresy:
1. Květák dejte do kastrůlku, přidejte vodu, aby byla zakrytá, na středním plameni přiveďte k varu, vařte 25 minut a sceďte.
2. Květák rozmačkejte, přidejte mléko, černý pepř a smetanu, dobře prošlehejte, rozdělte na talíře, posypte zbytkem ingrediencí a podávejte.

Výživa: kalorií 188, tuky 13,4, vláknina 6,4, sacharidy 15, bílkoviny 6,1

Avokádový salát

Doba přípravy: 5 minut.
Doba přípravy: 0 minut.
Porce: 4

Ingredience:
- 2 lžíce olivového oleje
- 2 avokáda, oloupaná, vypeckovaná a nakrájená na kostičky
- 1 šálek oliv kalamata, vypeckovaných a nakrájených na poloviny
- 1 šálek nakrájených rajčat
- 1 lžíce strouhaného zázvoru
- Špetka černého pepře
- 2 šálky dětské rukoly
- 1 lžíce balzamikového octa

adresy:
1. V misce smícháme avokáda s kalamatou a ostatními ingrediencemi, promícháme a podáváme jako přílohu.

Výživa: kalorií 320, tuky 30,4, vláknina 8,7, sacharidy 13,9, bílkoviny 3

ředkvový salát

Doba přípravy: 5 minut.
Doba přípravy: 0 minut.
Porce: 4

Ingredience:
- 2 zelené cibule, nakrájené na plátky
- 1 libra nakrájených ředkviček
- 2 lžíce balzamikového octa
- 2 lžíce olivového oleje
- 1 lžička chilli prášku
- 1 šálek černých oliv, vypeckovaných a nakrájených na poloviny
- Špetka černého pepře

adresy:
1. Smíchejte ředkvičky s cibulí a ostatními ingrediencemi ve velké salátové míse, promíchejte a podávejte jako přílohu.

Výživa: kalorií 123, tuky 10,8, vláknina 3,3, sacharidy 7, bílkoviny 1,3

Endivie salát s citronem

Doba přípravy: 5 minut.
Doba přípravy: 0 minut.
Porce: 4

Ingredience:
- 2 endivie, nastrouhané
- 1 lžíce nasekaného kopru
- ¼ šálku citronové šťávy
- ¼ šálku olivového oleje
- 2 šálky baby špenátu
- 2 rajčata, nakrájená na kostičky
- 1 nakrájená okurka
- ½ šálku nasekaných vlašských ořechů

adresy:
1. Ve velké míse smíchejte endivie se špenátem a zbylými ingrediencemi, promíchejte a podávejte jako přílohu.

Výživa: kalorií 238, tuky 22,3, vláknina 3,1, sacharidy 8,4, bílkoviny 5,7

Směs oliv a kukuřice

Doba přípravy: 5 minut.
Doba přípravy: 0 minut.
Porce: 4

Ingredience:
- 2 lžíce olivového oleje
- 1 lžíce balzamikového octa
- Špetka černého pepře
- 4 šálky kukuřice
- 2 šálky černých oliv, vypeckovaných a rozpůlených
- 1 červená cibule, nakrájená
- ½ šálku cherry rajčat, nakrájených na polovinu
- 1 lžíce nasekané bazalky
- 1 lžíce nakrájeného jalapeňa
- 2 šálky římského salátu, nastrouhaného

adresy:
1. Smíchejte kukuřici, olivy, salát a zbývající ingredience ve velké míse, dobře promíchejte, rozdělte na talíře a podávejte jako přílohu.

Výživa: kalorií 290, tuky 16,1, vláknina 7,4, sacharidy 37,6, bílkoviny 6,2

Salát z rukoly a piniových oříšků

Doba přípravy: 5 minut.
Doba přípravy: 0 minut.
Porce: 4

Ingredience:
- ¼ šálku semínek granátového jablka
- 5 šálků dětské rukoly
- 6 lžic nakrájené zelené cibule
- 1 lžíce balzamikového octa
- 2 lžíce olivového oleje
- 3 lžíce piniových oříšků
- ½ nakrájené šalotky

adresy:
1. V salátové míse smícháme rukolu s granátovým jablkem a ostatními ingrediencemi, promícháme a podáváme.

Výživa: kalorií 120, tuky 11,6, vláknina 0,9, sacharidy 4,2, bílkoviny 1,8

mandle a špenát

Doba přípravy: 10 minut.
Doba přípravy: 0 minut.
Porce: 4

Ingredience:
- 2 lžíce olivového oleje
- 2 avokáda, oloupaná, vypeckovaná a nakrájená na kostičky
- 3 šálky baby špenátu
- ¼ šálku mandlí, opečených a nasekaných
- 1 lžíce citronové šťávy
- 1 lžíce nasekaného koriandru

adresy:
1. V míse smícháme avokádo s mandlemi, špenátem a ostatními ingrediencemi, promícháme a podáváme jako přílohu.

Výživa: kalorií 181, tuky 4, vláknina 4,8, sacharidy 11,4, bílkoviny 6

Zelené fazolky a kukuřičný salát

Doba přípravy: 4 minuty.
Doba přípravy: 0 minut.
Porce: 4

Ingredience:
- šťáva z 1 limetky
- 2 šálky římského salátu, nastrouhaného
- 1 šálek kukuřice
- ½ libry zelených fazolí, blanšírovaných a rozpůlených
- 1 nakrájená okurka
- 1/3 šálku nasekané pažitky

adresy:
1. V misce smíchejte zelené fazolky s kukuřicí a ostatními ingrediencemi, promíchejte a podávejte.

Výživa: kalorií 225, tuky 12, vláknina 2,4, sacharidy 11,2, bílkoviny 3,5

Endivie a kapustový salát

Doba přípravy: 4 minuty.
Doba přípravy: 0 minut.
Porce: 4

Ingredience:
- 3 lžíce olivového oleje
- 2 endivie, nakrájené a nastrouhané
- 2 lžíce limetkové šťávy
- 1 lžíce strouhané limetkové kůry
- 1 červená cibule nakrájená
- 1 lžíce balzamikového octa
- 1 libra kapusty, strouhané
- Špetka černého pepře

adresy:
1. V míse smícháme endivie s kapustou a zbylými ingrediencemi, dobře promícháme a podáváme studené jako přílohu.

Výživa: kalorií 270, tuky 11,4, vláknina 5, sacharidy 14,3, bílkoviny 5,7

edamame salát

Doba přípravy: 5 minut.
Doba přípravy: 6 minut.
Porce: 4

Ingredience:
- 2 lžíce olivového oleje
- 2 lžíce balzamikového octa
- 2 stroužky česneku, nasekané
- 3 šálky eidamu, vyloupaného
- 1 lžíce nasekané pažitky
- 2 nakrájené šalotky

adresy:
1. Rozpálíme pánev s olejem na střední teplotu, přidáme eidam, česnek a ostatní ingredience, promícháme, opékáme 6 minut, rozdělíme na talíře a podáváme.

Výživa: kalorií 270, tuky 8,4, vláknina 5,3, sacharidy 11,4, bílkoviny 6

Hroznový a avokádový salát

Doba přípravy: 5 minut.
Doba přípravy: 0 minut.
Porce: 4

Ingredience:
- 2 šálky baby špenátu
- 2 avokáda, oloupaná, vypeckovaná a nakrájená na kostičky
- 1 nakrájená okurka
- 1 a ½ šálku zelených hroznů, nakrájených na polovinu
- 2 lžíce avokádového oleje
- 1 lžíce jablečného octa
- 2 lžíce nasekané petrželky
- Špetka černého pepře

adresy:
1. V salátové míse smícháme baby špenát s avokádem a ostatními ingrediencemi, promícháme a podáváme.

Výživa: kalorií 277, tuky 11,4, vláknina 5, sacharidy 14,6, bílkoviny 4

Směs lilku s oreganem

Doba přípravy: 10 minut.
Doba přípravy: 20 minut.
Porce: 4

Ingredience:
- 2 velké lilky, nakrájené na kostičky
- 1 lžíce nasekaného oregana
- ½ šálku strouhaného nízkotučného parmazánu
- ¼ lžičky česnekového prášku
- 2 lžíce olivového oleje
- Špetka černého pepře

adresy:
1. V pekáči spojíme lilky s oreganem a ostatními surovinami kromě sýra a promícháme.
2. Posypte parmazánem, vložte do trouby a pečte při 370 ° F po dobu 20 minut.
3. Rozdělte na talíře a podávejte jako přílohu.

Výživa: kalorie 248, tuky 8,4, vláknina 4, sacharidy 14,3, bílkoviny 5,4

Směs pečených rajčat

Doba přípravy: 10 minut.
Doba přípravy: 20 minut.
Porce: 4

Ingredience:
- 2 libry rajčat, nakrájené na polovinu
- 1 lžíce nasekané bazalky
- 3 lžíce olivového oleje
- Kůra z 1 nastrouhaného citronu
- 3 stroužky česneku, nasekané
- ¼ šálku strouhaného nízkotučného parmazánu
- Špetka černého pepře

adresy:
1. Rajčata spojte s bazalkou a ostatními ingrediencemi kromě sýra v ohnivzdorné misce a promíchejte.
2. Navrch posypte parmazánem, pečte při 375 stupních F po dobu 20 minut, rozdělte na talíře a podávejte jako přílohu.

Výživa: kalorií 224, tuky 12, vláknina 4,3, sacharidy 10,8, bílkoviny 5,1

tymiánové houby

Doba přípravy: 10 minut.
Doba přípravy: 30 minut.
Porce: 4

Ingredience:
- 2 libry bílých žampionů, rozpůlených
- 4 stroužky česneku, nasekané
- 2 lžíce olivového oleje
- 1 lžíce nasekaného tymiánu
- 2 lžíce nasekané petrželky
- černý pepř podle chuti

adresy:
1. Houby spojte s česnekem a ostatními ingrediencemi v pekáčku, promíchejte, vložte do trouby a pečte při 400 stupních F po dobu 30 minut.
2. Rozdělte na talíře a podávejte jako přílohu.

Výživa: kalorií 251, tuky 9,3, vláknina 4, sacharidy 13,2, bílkoviny 6

Dušený špenát a kukuřice

Doba přípravy: 10 minut.
Doba přípravy: 15 minut.
Porce: 4

Ingredience:
- 1 šálek kukuřice
- 1 libra špenátových listů
- 1 lžička sladké papriky
- 1 lžíce olivového oleje
- 1 žlutá cibule, nakrájená
- ½ šálku bazalky, nasekané
- Špetka černého pepře
- ½ lžičky vloček červené papriky

adresy:
1. Rozpálíme pánev s olejem na středně vysokou teplotu, přidáme cibuli, zamícháme a opékáme 5 minut.
2. Přidejte kukuřici, špenát a ostatní ingredience, promíchejte, vařte na středním plameni dalších 10 minut, rozdělte na talíře a podávejte.

Výživa: kalorií 201, tuky 13,1, vláknina 2,5, sacharidy 14,4, bílkoviny 3,7

Restovaná kukuřice a cibule

Doba přípravy: 10 minut.
Doba přípravy: 15 minut.
Porce: 4

Ingredience:
- 4 šálky kukuřice
- 1 lžíce avokádového oleje
- 2 nakrájené šalotky
- 1 lžička chilli prášku
- 2 lžíce rajčatového protlaku, bez přidané soli
- 3 nakrájené jarní cibulky
- Špetka černého pepře

adresy:
1. Rozpalte pánev s olejem na středně vysokou teplotu, přidejte jarní cibulku a chilli, zamíchejte a opékejte 5 minut.
2. Přidejte kukuřici a ostatní ingredience, promíchejte, vařte dalších 10 minut, rozdělte na talíře a podávejte jako přílohu.

Výživa: kalorií 259, tuky 11,1, vláknina 2,6, sacharidy 13,2, bílkoviny 3,5

špenát a mangový salát

Doba přípravy: 10 minut.
Doba přípravy: 0 minut.
Porce: 4

Ingredience:
- 1 šálek manga, oloupaného a nakrájeného na kostičky
- 4 šálky baby špenátu
- 1 lžíce olivového oleje
- 2 nakrájené jarní cibulky
- 1 lžíce citronové šťávy
- 1 lžíce kapar, okapaných, bez přidané soli
- 1/3 šálku nasekaných mandlí

adresy:
1. V míse smícháme špenát s mangem a ostatními surovinami, promícháme a podáváme.

Výživa: kalorie 200, tuky 7,4, vláknina 3, sacharidy 4,7, bílkoviny 4,4

hořčičné brambory

Doba přípravy: 5 minut.
Doba přípravy: 1 hodina.
Porce: 4

Ingredience:
- 1 libra zlatých brambor, oloupaných a nakrájených na kostičky
- 2 lžíce olivového oleje
- Špetka černého pepře
- 2 lžíce nasekaného rozmarýnu
- 1 lžíce dijonské hořčice
- 2 stroužky česneku, nasekané

adresy:
1. Na plechu smíchejte brambory s olejem a ostatními přísadami, promíchejte, vložte do trouby na 400 stupňů F a pečte asi 1 hodinu.
2. Rozdělte na talíře a ihned podávejte jako přílohu.

Výživa: kalorií 237, tuky 11,5, vláknina 6,4, sacharidy 14,2, bílkoviny 9

Kokosová růžičková kapusta

Doba přípravy: 5 minut.
Doba přípravy: 30 minut.
Porce: 4

Ingredience:
- 1 libra růžičkové kapusty, oříznutá a nakrájená na polovinu
- 1 šálek kokosové smetany
- 1 lžíce olivového oleje
- 2 nakrájené šalotky
- Špetka černého pepře
- ½ šálku nakrájených kešu oříšků

adresy:
1. V pekáči spojte klíčky se smetanou a zbytkem ingrediencí, promíchejte a pečte v troubě 30 minut při 350 stupních F.
2. Rozdělte na talíře a podávejte jako přílohu.

Výživa: kalorií 270, tuky 6,5, vláknina 5,3, sacharidy 15,9, bílkoviny 3,4

šalvějová mrkev

Doba přípravy: 10 minut.
Doba přípravy: 30 minut.
Porce: 4

Ingredience:
- 2 lžíce olivového oleje
- 2 lžičky sladké papriky
- 1 libra mrkve, oloupaná a nakrájená na kostičky
- 1 červená cibule, nakrájená
- 1 lžíce nasekané šalvěje
- Špetka černého pepře

adresy:
1. Na plechu smíchejte mrkev s olejem a ostatními přísadami, promíchejte a pečte při 380 stupních F po dobu 30 minut.
2. Rozdělte na talíře a podávejte.

Výživa: kalorií 200, tuky 8,7, vláknina 2,5, sacharidy 7,9, bílkoviny 4

Houby s česnekem a kukuřicí

Doba přípravy: 10 minut.
Doba přípravy: 20 minut.
Porce: 4

Ingredience:
- 1 libra bílých žampionů, rozpůlených
- 2 šálky kukuřice
- 2 lžíce olivového oleje
- 4 stroužky česneku, nasekané
- 1 šálek konzervovaných rajčat, bez přidané soli, nakrájených
- Špetka černého pepře
- ½ lžičky chilli prášek

adresy:
1. Rozehřejte pánev s olejem na střední teplotu, přidejte houby, česnek a kukuřici, promíchejte a vařte 10 minut.
2. Přidejte zbytek ingrediencí, promíchejte, vařte na středním plameni dalších 10 minut, rozdělte na talíře a podávejte.

Výživa: kalorií 285, tuky 13, vláknina 2,2, sacharidy 14,6, bílkoviny 6,7.

Zelené fazolky s pestem

Doba přípravy: 10 minut.
Doba přípravy: 15 minut.
Porce: 4

Ingredience:
- 2 lžíce bazalkového pesta
- 2 lžičky sladké papriky
- 1 libra zelených fazolí, oříznutých a rozpůlených
- šťáva z 1 citronu
- 2 lžíce olivového oleje
- 1 červená cibule nakrájená
- Špetka černého pepře

adresy:
1. Rozpálíme pánev s olejem na středně vysokou teplotu, přidáme cibuli, zamícháme a opékáme 5 minut.
2. Přidejte fazole a zbytek ingrediencí, promíchejte, vařte na středním plameni 10 minut, rozdělte na talíře a podávejte.

Výživa: kalorií 280, tuky 10, vláknina 7,6, sacharidy 13,9, bílkoviny 4,7

estragonová rajčata

Doba přípravy: 5 minut.
Doba přípravy: 0 minut.
Porce: 4

Ingredience:
- 1 a ½ lžíce olivového oleje
- 1 libra rajčat, nakrájených na kostičky
- 1 lžíce limetkové šťávy
- 1 lžíce strouhané limetkové kůry
- 2 lžíce nasekaného estragonu
- Špetka černého pepře

adresy:
1. V míse spojíme rajčata s ostatními surovinami, promícháme a podáváme jako salát.

Výživa: kalorií 170, tuky 4, vláknina 2,1, sacharidy 11,8, bílkoviny 6

mandlová řepa

Doba přípravy: 10 minut.
Doba přípravy: 30 minut.
Porce: 4

Ingredience:
- 4 červené řepy, oloupané a nakrájené na kostičky
- 3 lžíce olivového oleje
- 2 lžíce nasekaných mandlí
- 2 lžíce balzamikového octa
- Špetka černého pepře
- 2 lžíce nasekané petrželky

adresy:
1. V pekáči smíchejte řepu s olejem a zbývajícími přísadami, promíchejte, vložte do trouby a pečte při 400 stupních F po dobu 30 minut.
2. Směs rozdělte na talíře a podávejte.

Výživa: kalorií 230, tuky 11, vláknina 4,2, sacharidy 7,3, bílkoviny 3,6

Mátová rajčata a kukuřice

Doba přípravy: 5 minut.
Doba přípravy: 0 minut.
Porce: 4

Ingredience:
- 2 lžíce nasekané máty
- 1 libra rajčat, nakrájených na kostičky
- 2 šálky kukuřice
- 2 lžíce olivového oleje
- 1 lžíce rozmarýnového octa
- Špetka černého pepře

adresy:
1. V salátové míse smícháme rajčata s kukuřicí a ostatními ingrediencemi, promícháme a podáváme.

Užívat si!

Výživa: kalorií 230, tuky 7,2, vláknina 2, sacharidy 11,6, bílkoviny 4

Omáčka z cukety a avokáda

Doba přípravy: 5 minut.
Doba přípravy: 10 minut.
Porce: 4

Ingredience:
- 2 lžíce olivového oleje
- 2 cukety nakrájené na kostičky
- 1 avokádo, oloupané, vypeckované a nakrájené na kostičky
- 2 rajčata, nakrájená na kostičky
- 1 na kostičky nakrájená okurka
- 1 žlutá cibule, nakrájená
- 2 lžíce čerstvé limetkové šťávy
- 2 lžíce nasekaného koriandru

adresy:
1. Na středním plameni rozehřejte pánev s olejem, přidejte cibuli a cukety, zamíchejte a opékejte 5 minut.
2. Přidejte zbytek ingrediencí, promíchejte, vařte dalších 5 minut, rozdělte na talíře a podávejte.

Výživa: kalorie 290, tuky 11,2, vláknina 6,1, sacharidy 14,7, bílkoviny 5,6

Směs jablek a kapusty

Doba přípravy: 5 minut.
Doba přípravy: 0 minut.
Porce: 4

Ingredience:
- 2 zelená jablka zbavená jádřinců a nakrájená na kostičky
- 1 fialové zelí, nakrájené
- 2 lžíce balzamikového octa
- ½ lžičky kmínu
- 2 lžíce olivového oleje
- černý pepř podle chuti

adresy:
1. V míse smícháme zelí s jablky a ostatními ingrediencemi, promícháme a podáváme jako salát.

Výživa: kalorií 165, tuky 7,4, vláknina 7,3, sacharidy 26, bílkoviny 2,6

pečená řepa

Doba přípravy: 10 minut.
Doba přípravy: 30 minut.
Porce: 4

Ingredience:
- 4 červené řepy, oloupané a nakrájené na kostičky
- 2 lžíce olivového oleje
- 2 stroužky česneku, nasekané
- Špetka černého pepře
- ¼ šálku nasekané petrželky
- ¼ šálku nasekaných vlašských ořechů

adresy:
1. Smíchejte řepu s olejem a zbývajícími ingrediencemi v žáruvzdorné misce, potřete, pečte při 420 stupních F, pečte 30 minut, rozdělte na talíře a podávejte jako přílohu.

Výživa: kalorií 156, tuky 11,8, vláknina 2,7, sacharidy 11,5, bílkoviny 3,8

koprové zelí

Doba přípravy: 10 minut.
Doba přípravy: 15 minut.
Porce: 4

Ingredience:
- 1 libra kapusty, strouhané
- 1 žlutá cibule, nakrájená
- 1 nakrájené rajče
- 1 lžíce nasekaného kopru
- Špetka černého pepře
- 1 lžíce olivového oleje

adresy:
1. Rozpalte pánev s olejem na střední teplotu, přidejte cibuli a opékejte 5 minut.
2. Přidejte zelí a zbytek ingrediencí, promíchejte, vařte na středním plameni 10 minut, rozdělte na talíře a podávejte.

Výživa: kalorií 74, tuky 3,7, vláknina 3,7, sacharidy 10,2, bílkoviny 2,1

Zelný a mrkvový salát

Doba přípravy: 5 minut.
Doba přípravy: 0 minut.
Porce: 4

Ingredience:
- 2 nakrájené šalotky
- 2 strouhané mrkve
- 1 velké fialové zelí, nakrájené
- 1 lžíce olivového oleje
- 1 lžíce červeného octa
- Špetka černého pepře
- 1 lžíce limetkové šťávy

adresy:
1. V míse smícháme zelí se šalotkou a ostatními surovinami, promícháme a podáváme jako přílohu.

Výživa: kalorií 106, tuky 3,8, vláknina 6,5, sacharidy 18, bílkoviny 3,3

Rajčatová omáčka a olivy

Doba přípravy: 10 minut.
Doba přípravy: 0 minut.
Porce: 6

Ingredience:
- 1 libra cherry rajčat, nakrájená na polovinu
- 2 lžíce olivového oleje
- 1 šálek oliv kalamata, vypeckovaných a nakrájených na poloviny
- Špetka černého pepře
- 1 červená cibule, nakrájená
- 1 lžíce balzamikového octa
- ¼ šálku nasekaného koriandru

adresy:
1. V míse smícháme rajčata s olivami a ostatními ingrediencemi, promícháme a podáváme jako přílohu.

Výživa: kalorií 131, tuky 10,9, vláknina 3,1, sacharidy 9,2, bílkoviny 1,6

Cuketový salát

Doba přípravy: 4 minuty.
Doba přípravy: 0 minut.
Porce: 4

Ingredience:
- 2 cukety, spirálovitě nakrájené
- 1 červená cibule nakrájená
- 1 lžíce bazalkového pesta
- 1 lžíce citronové šťávy
- 1 lžíce olivového oleje
- ½ šálku nasekaného koriandru
- černý pepř podle chuti

adresy:
1. V salátové míse smícháme cukety s cibulí a ostatními surovinami, promícháme a podáváme.

Výživa: kalorií 58, tuky 3,8, vláknina 1,8, sacharidy 6, bílkoviny 1,6

Kari mrkvový salát

Doba přípravy: 4 minuty.
Doba přípravy: 0 minut.
Porce: 4

Ingredience:
- 1 libra mrkve, oloupaná a nastrouhaná
- 2 lžíce avokádového oleje
- 2 lžíce citronové šťávy
- 3 lžíce sezamu
- ½ lžičky kari
- 1 lžička sušeného rozmarýnu
- ½ lžičky kmínu, mletého

adresy:
1. V míse smícháme mrkev s olejem, citronovou šťávou a ostatními surovinami, promícháme a podáváme studené jako přílohu.

Výživa: kalorií 99, tuky 4,4, vláknina 4,2, sacharidy 13,7, bílkoviny 2,4

salát a salát z červené řepy

Doba přípravy: 5 minut.
Doba přípravy: 0 minut.
Porce: 4

Ingredience:
- 1 lžíce strouhaného zázvoru
- 2 stroužky česneku, nasekané
- 4 šálky římského salátu, nakrájeného
- 1 červená řepa, oloupaná a nastrouhaná
- 2 nakrájené zelené cibule
- 1 lžíce balzamikového octa
- 1 lžíce sezamu

adresy:
1. V míse smícháme salát se zázvorem, česnekem a ostatními ingrediencemi, promícháme a podáváme jako přílohu.

Výživa: kalorií 42, tuky 1,4, vláknina 1,5, sacharidy 6,7, bílkoviny 1,4

ředkvičky s bylinkami

Doba přípravy: 5 minut.
Doba přípravy: 0 minut.
Porce: 4

Ingredience:
- 1 libra nakrájených červených ředkviček
- 1 lžíce nasekané pažitky
- 1 lžíce nasekané petrželky
- 1 lžíce nasekaného oregana
- 2 lžíce olivového oleje
- 1 lžíce limetkové šťávy
- černý pepř podle chuti

adresy:
1. V salátové míse smícháme ředkvičky s pažitkou a ostatními surovinami, promícháme a podáváme.

Výživa: kalorií 85, tuky 7,3, vláknina 2,4, sacharidy 5,6, bílkoviny 1

Směs pečeného fenyklu

Doba přípravy: 5 minut.
Doba přípravy: 20 minut.
Porce: 4

Ingredience:
- 2 cibule fenyklu, nakrájené na plátky
- 1 lžička sladké papriky
- 1 malá červená cibule, nakrájená na plátky
- 2 lžíce olivového oleje
- 2 lžíce limetkové šťávy
- 2 lžíce nasekaného kopru
- černý pepř podle chuti

adresy:
1. Smíchejte fenykl s paprikou a ostatními ingrediencemi v pekáči, promíchejte a pečte při 380 stupních F po dobu 20 minut.
2. Směs rozdělte na talíře a podávejte.

Výživa: kalorií 114, tuky 7,4, vláknina 4,5, sacharidy 13,2, bílkoviny 2,1

pečené papriky

Doba přípravy: 10 minut.
Doba přípravy: 30 minut.
Porce: 4

Ingredience:
- 1 libra smíšené papriky, nakrájené na kostičky
- 1 červená cibule, nakrájená nadrobno
- 2 lžíce olivového oleje
- černý pepř podle chuti
- 1 lžíce nasekaného oregana
- 2 lžíce nasekaných lístků máty

adresy:
1. V pekáči spojte papriky s cibulí a dalšími přísadami, promíchejte a pečte při 380 stupních F po dobu 30 minut.
2. Směs rozdělte na talíře a podávejte.

Výživa: kalorie 240, tuky 8,2, vláknina 4,2, sacharidy 11,3, bílkoviny 5,6

Dušené datle a zelí

Doba přípravy: 5 minut.
Doba přípravy: 15 minut.
Porce: 4

Ingredience:
- 1 libra červeného zelí, nakrájené
- 8 datlí, vypeckovaných a nakrájených na plátky
- 2 lžíce olivového oleje
- ¼ šálku zeleninového vývaru s nízkým obsahem sodíku
- 2 lžíce nasekané pažitky
- 2 lžíce citronové šťávy
- černý pepř podle chuti

adresy:
1. Rozpalte pánev s olejem na střední teplotu, přidejte zelí a datle, promíchejte a vařte 4 minuty.
2. Přidejte vývar a ostatní ingredience, promíchejte, vařte na středním plameni dalších 11 minut, rozdělte na talíře a podávejte.

Výživa: kalorií 280, tuky 8,1, vláknina 4,1, sacharidy 8,7, bílkoviny 6,3

směs černých fazolí

Doba přípravy: 4 minuty.
Doba přípravy: 0 minut.
Porce: 4

Ingredience:
- 3 šálky konzervovaných černých fazolí, bez přidané soli, scezené a propláchnuté
- 1 šálek cherry rajčat, nakrájených na polovinu
- 2 nakrájené šalotky
- 3 lžíce olivového oleje
- 1 lžíce balzamikového octa
- černý pepř podle chuti
- 1 lžíce nasekané pažitky

adresy:
1. V misce smícháme fazole s rajčaty a ostatními ingrediencemi, promícháme a podáváme studené jako přílohu.

Výživa: kalorií 310, tuky 11,0, vláknina 5,3, sacharidy 19,6, bílkoviny 6,8

Směs oliv a endivie

Doba přípravy: 4 minuty.
Doba přípravy: 0 minut.
Porce: 4

Ingredience:
- 2 nakrájené jarní cibulky
- 2 endivie, nastrouhané
- 1 šálek černých oliv, vypeckovaných a nakrájených na plátky
- ½ šálku oliv kalamata, zbavených pecek a nakrájených na plátky
- ¼ šálku jablečného octa
- 2 lžíce olivového oleje
- 1 lžíce nasekaného koriandru

adresy:
1. V míse smícháme endivie s olivami a zbytkem ingrediencí, promícháme a podáváme.

Výživa: kalorií 230, tuky 9,1, vláknina 6,3, sacharidy 14,6, bílkoviny 7,2

salát z rajčat a okurky

Doba přípravy: 5 minut.
Doba přípravy: 0 minut.
Porce: 4

Ingredience:
- ½ kila nakrájených rajčat
- 2 okurky, nakrájené na plátky
- 1 lžíce olivového oleje
- 2 nakrájené jarní cibulky
- černý pepř podle chuti
- šťáva z 1 limetky
- ½ šálku nasekané bazalky

adresy:
1. V salátové míse spojíme rajčata s okurkou a ostatními ingrediencemi, promícháme a podáváme studené.

Výživa: kalorií 224, tuky 11,2, vláknina 5,1, sacharidy 8,9, bílkoviny 6,2

Salát s paprikou a mrkví

Doba přípravy: 5 minut.
Doba přípravy: 0 minut.
Porce: 4

Ingredience:
- 1 šálek cherry rajčat, nakrájených na polovinu
- 1 nakrájená žlutá paprika
- 1 červená paprika, nakrájená
- 1 nakrájená zelená paprika
- ½ kila mrkve, nastrouhaná
- 3 lžíce červeného vinného octa
- 2 lžíce olivového oleje
- 1 lžíce nasekaného koriandru
- černý pepř podle chuti

adresy:
1. V salátové míse smícháme rajčata s paprikou, mrkví a ostatními ingrediencemi, promícháme a podáváme jako přílohu.

Výživa: kalorií 123, tuky 4, vláknina 8,4, sacharidy 14,4, bílkoviny 1,1

Směs černých fazolí a rýže

Doba přípravy: 10 minut.
Doba přípravy: 30 minut.
Porce: 4

Ingredience:
- 2 lžíce olivového oleje
- 1 žlutá cibule, nakrájená
- 1 šálek konzervovaných černých fazolí, bez přidané soli, scezené a propláchnuté
- 2 šálky černé rýže
- 4 šálky kuřecího vývaru s nízkým obsahem sodíku
- 2 lžíce nasekaného tymiánu
- Kůra z ½ nastrouhaného citronu
- Špetka černého pepře

adresy:
1. Rozpalte pánev s olejem na středně vysokou teplotu, přidejte cibuli, promíchejte a opékejte 4 minuty.
2. Přidejte fazole, rýži a ostatní ingredience, promíchejte, přiveďte k varu a vařte na středním plameni 25 minut.
3. Směs promícháme, rozdělíme na talíře a podáváme.

Výživa: kalorií 290, tuky 15,3, vláknina 6,2, sacharidy 14,6, bílkoviny 8

Směs květákové rýže

Doba přípravy: 10 minut.
Doba přípravy: 25 minut.
Porce: 4

Ingredience:
- 1 šálek růžičky květáku
- 1 šálek bílé rýže
- 2 šálky kuřecího vývaru s nízkým obsahem sodíku
- 1 lžíce avokádového oleje
- 2 nakrájené šalotky
- ¼ šálku borůvek
- ½ šálku nasekaných mandlí

adresy:
1. Rozpálíme pánev s olejem na střední teplotu, přidáme šalotku, zamícháme a 5 minut opékáme.
2. Přidejte květák, rýži a ostatní ingredience, promíchejte, přiveďte k varu a vařte na středním plameni 20 minut.
3. Směs rozdělte na talíře a podávejte.

Výživa: kalorií 290, tuky 15,1, vláknina 5,6, sacharidy 7, bílkoviny 4,5

okurková omáčka

Doba přípravy: 5 minut.
Doba přípravy: 0 minut.
Porce: 4

Ingredience:
- 1 libra nakrájených okurek
- 1 avokádo, oloupané, vypeckované a nakrájené na kostičky
- 1 lžíce kapar, okapaných
- 1 lžíce nasekané pažitky
- 1 malá červená cibule nakrájená na kostičky
- 1 lžíce olivového oleje
- 1 lžíce balzamikového octa

adresy:
1. Okurky spolu s avokádem a ostatními ingrediencemi dáme do mísy, promícháme, rozdělíme do malých košíčků a podáváme.

Výživa: kalorií 132, tuky 4,4, vláknina 4, sacharidy 11,6, bílkoviny 4,5

cizrnový dip

Doba přípravy: 5 minut.
Doba přípravy: 0 minut.
Porce: 4

Ingredience:
- 1 lžíce olivového oleje
- 1 lžíce citronové šťávy
- 1 lžíce pasty ze sezamových semínek
- 2 lžíce nasekané pažitky
- 2 nakrájené jarní cibulky
- 2 šálky konzervované cizrny, bez přidané soli, scezené a propláchnuté

adresy:
1. V mixéru smíchejte cizrnu s olejem a všemi ostatními ingrediencemi kromě pažitky, dobře rozmixujte, rozdělte do misek, posypte pažitkou a podávejte.

Výživa: kalorií 280, tuky 13,3, vláknina 5,5, sacharidy 14,8, bílkoviny 6,2

olivový dip

Doba přípravy: 4 minuty.
Doba přípravy: 0 minut.
Porce: 4

Ingredience:
- 2 šálky černých oliv, vypeckovaných a nakrájených
- 1 šálek nasekané máty
- 2 lžíce avokádového oleje
- ½ šálku kokosové smetany
- ¼ šálku limetkové šťávy
- Špetka černého pepře

adresy:
1. V mixéru smíchejte olivy s mátou a ostatními ingrediencemi, dobře rozmixujte, rozdělte do misek a podávejte.

Výživa: kalorií 287, tuky 13,3, vláknina 4,7, sacharidy 17,4, bílkoviny 2,4

Kokosový cibulový dip

Doba přípravy: 5 minut.
Doba přípravy: 0 minut.
Porce: 4

Ingredience:
- 4 nakrájené jarní cibulky
- 1 nakrájená šalotka
- 1 lžíce limetkové šťávy
- Špetka černého pepře
- 2 unce nízkotučného sýra mozzarella, nastrouhaný
- 1 šálek kokosové smetany
- 1 lžíce nasekané petrželky

adresy:
1. V mixéru smíchejte jarní cibulku se šalotkou a zbylými ingrediencemi, dobře rozmixujte, rozdělte do misek a podávejte jako party dip.

Výživa: kalorií 271, tuky 15,3, vláknina 5, sacharidy 15,9, bílkoviny 6,9

Piniové oříšky a kokosový dip

Doba přípravy: 5 minut.
Doba přípravy: 0 minut.
Porce: 4

Ingredience:
- 8 uncí smetanového kokosu
- 1 lžíce nasekaných piniových oříšků
- 2 lžíce nasekané petrželky
- Špetka černého pepře

adresy:
1. Smetanu dáme do mísy spolu s piniovými oříšky a zbytkem ingrediencí, dobře prošleháme, rozdělíme do misek a podáváme.

Výživa: kalorií 281, tuky 13, vláknina 4,8, sacharidy 16, bílkoviny 3,56

Omáčka z rukoly a okurky

Doba přípravy: 5 minut.
Doba přípravy: 0 minut.
Porce: 4

Ingredience:
- 4 nakrájené jarní cibulky
- 2 rajčata, nakrájená na kostičky
- 4 okurky, nakrájené na kostičky
- 1 lžíce balzamikového octa
- 1 šálek listů baby rukoly
- 2 lžíce citronové šťávy
- 2 lžíce olivového oleje
- Špetka černého pepře

adresy:
1. V misce smícháme jarní cibulku s rajčaty a ostatními ingrediencemi, promícháme, rozdělíme do mističek a podáváme jako svačinu.

Výživa:kalorií 139, tuky 3,8, vláknina 4,5, sacharidy 14, bílkoviny 5,4

sýrový dip

Doba přípravy: 5 minut.
Doba přípravy: 0 minut.
Porce: 6

Ingredience:
- 1 lžíce nasekané máty
- 1 lžíce nasekaného oregana
- 10 uncí smetanového sýra bez tuku
- ½ šálku zázvoru, nakrájeného na plátky
- 2 polévkové lžíce kokosových aminokyselin

adresy:
1. Smíchejte smetanový sýr se zázvorem a ostatními ingrediencemi v mixéru, dobře rozmixujte, rozdělte do malých šálků a podávejte.

Výživa: kalorií 388, tuky 15,4, vláknina 6, sacharidy 14,3, bílkoviny 6

Jogurtový dip s paprikou

Doba přípravy: 5 minut.
Doba přípravy: 0 minut.
Porce: 4

Ingredience:
- 3 šálky beztučného jogurtu
- 2 nakrájené jarní cibulky
- 1 lžička sladké papriky
- ¼ šálku nasekaných mandlí
- ¼ šálku nasekaného kopru

adresy:
1. V misce smícháme jogurt s cibulí a zbylými ingrediencemi, rozšleháme, rozdělíme do misek a podáváme.

Výživa: kalorií 181, tuky 12,2, vláknina 6, sacharidy 14,1, bílkoviny 7

květáková omáčka

Doba přípravy: 5 minut.
Doba přípravy: 0 minut.
Porce: 4

Ingredience:
- 1 libra růžičky květáku, blanšírované
- 1 šálek oliv kalamata, vypeckovaných a nakrájených na poloviny
- 1 šálek cherry rajčat, nakrájených na polovinu
- 1 lžíce olivového oleje
- 1 lžíce limetkové šťávy
- Špetka černého pepře

adresy:
1. V míse smícháme květák s olivami a ostatními ingrediencemi, promícháme a podáváme.

Výživa: kalorií 139, tuky 4, vláknina 3,6, sacharidy 5,5, bílkoviny 3,4

Krevetový krém

Doba přípravy: 5 minut.
Doba přípravy: 0 minut.
Porce: 4

Ingredience:
- 8 uncí smetanového kokosu
- 1 libra krevet, vařené, oloupané, vydlabané a nakrájené
- 2 lžíce nasekaného kopru
- 2 nakrájené jarní cibulky
- 1 lžíce nasekaného koriandru
- Špetka černého pepře

adresy:
1. V míse smícháme krevety se smetanou a ostatními ingrediencemi, vyšleháme a podáváme jako party pomazánku.

Výživa: kalorií 362, tuky 14,3, vláknina 6, sacharidy 14,6, bílkoviny 5,9

broskvová omáčka

Doba přípravy: 4 minuty.
Doba přípravy: 0 minut.
Porce: 4

Ingredience:
- 4 broskve, vypeckované a nakrájené na kostičky
- 1 šálek oliv kalamata, vypeckovaných a nakrájených na poloviny
- 1 avokádo, vypeckované, oloupané a nakrájené na kostičky
- 1 šálek cherry rajčat, nakrájených na polovinu
- 1 lžíce olivového oleje
- 1 lžíce limetkové šťávy
- 1 lžíce nasekaného koriandru

adresy:
1. V misce smícháme broskve s olivami a ostatními ingrediencemi, dobře promícháme a podáváme studené.

Výživa: kalorií 200, tuky 7,5, vláknina 5, sacharidy 13,3, bílkoviny 4,9

mrkvové lupínky

Doba přípravy: 10 minut.
Doba přípravy: 20 minut.
Porce: 4

Ingredience:
- 4 mrkve, nakrájené na tenké plátky
- 2 lžíce olivového oleje
- Špetka černého pepře
- 1 lžička sladké papriky
- ½ lžičky kurkumového prášku
- Špetka vloček červené papriky

adresy:
1. V míse smícháme mrkvové lupínky s olejem a ostatními ingrediencemi a promícháme.
2. Hranolky rozložte na vyložený plech, pečte při 400 stupních F po dobu 25 minut, rozdělte do misek a podávejte jako svačinu.

Výživa: kalorií 180, tuky 3, vláknina 3,3, sacharidy 5,8, bílkoviny 1,3

chřestové kousnutí

Doba přípravy: 4 minuty.
Doba přípravy: 20 minut.
Porce: 4

Ingredience:
- 2 lžíce rozpuštěného kokosového oleje
- 1 libra chřestu, oříznutá a nakrájená na polovinu
- 1 lžička česnekového prášku
- 1 lžička sušeného rozmarýnu
- 1 lžička chilli prášku

adresy:
1. V misce promíchejte chřest s olejem a ostatními ingrediencemi, prohoďte, rozložte na vyložený plech a pečte při 400 stupních F po dobu 20 minut.
2. Rozdělíme do misek a podáváme studené jako svačinu.

Výživa: kalorií 170, tuky 4,3, vláknina 4, sacharidy 7, bílkoviny 4,5

Misky s pečenými fíky

Doba přípravy: 4 minuty.
Doba přípravy: 12 minut.
Porce: 4

Ingredience:
- 8 fíků, nakrájených na polovinu
- 1 lžíce avokádového oleje
- 1 lžička mletého muškátového oříšku

adresy:
1. Smíchejte fíky s olejem a muškátovým oříškem v pekáči, promíchejte a pečte při 400 stupních F po dobu 12 minut.
2. Fíky rozdělte do malých misek a podávejte jako svačinu.

Výživa: kalorií 180, tuky 4,3, vláknina 2, sacharidy 2, bílkoviny 3,2

Omáčka ze zelí a krevet

Doba přípravy: 5 minut.
Doba přípravy: 6 minut.
Porce: 4

Ingredience:
- 2 šálky červeného zelí, nakrájené
- 1 libra krevet, oloupaných a zbavených
- 1 lžíce olivového oleje
- Špetka černého pepře
- 2 nakrájené jarní cibulky
- 1 šálek nakrájených rajčat
- ½ lžičky česnekového prášku

adresy:
1. Rozpálíme pánev s olejem na střední teplotu, přidáme krevety, promícháme a opékáme 3 minuty z každé strany.
2. Smíchejte zelí s krevetami a zbývajícími přísadami v misce, promíchejte, rozdělte do malých misek a podávejte.

Výživa: kalorií 225, tuky 9,7, vláknina 5,1, sacharidy 11,4, bílkoviny 4,5

avokádové lodičky

Doba přípravy: 5 minut.
Doba přípravy: 10 minut.
Porce: 4

Ingredience:
- 2 avokáda, oloupaná, vypeckovaná a nakrájená na kostičky
- 1 lžíce avokádového oleje
- 1 lžíce limetkové šťávy
- 1 lžička mletého koriandru

adresy:
1. Plátky avokáda rozložte na vyložený plech, přidejte olej a ostatní přísady, promíchejte a pečte při 300 stupních F po dobu 10 minut.
2. Rozdělte do pohárů a podávejte jako svačinu.

Výživa: kalorií 212, tuky 20,1, vláknina 6,9, sacharidy 9,8, bílkoviny 2

citronový dip

Doba přípravy: 4 minuty.
Doba přípravy: 0 minut.
Porce: 4

Ingredience:
- 1 šálek nízkotučného smetanového sýra
- černý pepř podle chuti
- ½ šálku citronové šťávy
- 1 lžíce nasekaného koriandru
- 3 stroužky česneku, nasekané

adresy:
1. V kuchyňském robotu smíchejte smetanový sýr s citronovou šťávou a ostatními ingrediencemi, dobře promíchejte, rozdělte do misek a podávejte.

Výživa: kalorií 213, tuky 20,5, vláknina 0,2, sacharidy 2,8, bílkoviny 4,8

sladký bramborový dip

Doba přípravy: 10 minut.
Doba přípravy: 40 minut.
Porce: 4

Ingredience:
- 1 šálek sladkých brambor, oloupaných a nakrájených na kostičky
- 1 lžíce zeleninového vývaru s nízkým obsahem sodíku
- sprej na vaření
- 2 lžíce kokosové smetany
- 2 lžičky sušeného rozmarýnu
- černý pepř podle chuti

adresy:
1. Smíchejte brambory s vývarem a ostatními ingrediencemi v pekáčku, promíchejte, pečte při 365 stupních F po dobu 40 minut, přeneste do mixéru, dobře přitlačte, rozdělte do malých misek a podávejte

Výživa: kalorií 65, tuky 2,1, vláknina 2, sacharidy 11,3, bílkoviny 0,8

fazolová omáčka

Doba přípravy: 5 minut.
Doba přípravy: 0 minut.
Porce: 4

Ingredience:
- 1 šálek konzervovaných černých fazolí, bez přidané soli, scezené
- 1 šálek konzervovaných fazolí, bez přidané soli, scezené
- 1 lžička balzamikového octa
- 1 šálek nakrájených cherry rajčat
- 1 lžíce olivového oleje
- 2 nakrájené šalotky

adresy:
1. Fazole smíchejte s octem a zbývajícími přísadami v misce, promíchejte a podávejte jako svačinu.

Výživa: kalorií 362, tuky 4,8, vláknina 14,9, sacharidy 61, bílkoviny 21,4

Salsa ze zelených fazolí

Doba přípravy: 10 minut.
Doba přípravy: 10 minut.
Porce: 4

Ingredience:
- 1 libra zelených fazolí, oříznutých a rozpůlených
- 1 lžíce olivového oleje
- 2 lžičky kapary, okapané
- 6 uncí zelených oliv, zbavených pecek a nakrájených na plátky
- 4 stroužky česneku, nasekané
- 1 lžíce limetkové šťávy
- 1 lžíce nasekaného oregana
- černý pepř podle chuti

adresy:
1. Rozpalte pánev s olejem na středně vysokou teplotu, přidejte česnek a zelené fazolky, promíchejte a vařte 3 minuty.
2. Přidejte zbytek ingrediencí, promíchejte, vařte dalších 7 minut, rozdělte do malých šálků a podávejte studené.

Výživa: kalorií 111, tuky 6,7, vláknina 5,6, sacharidy 13,2, bílkoviny 2,9

Mrkvový krém

Doba přípravy: 10 minut.
Doba přípravy: 30 minut.
Porce: 4

Ingredience:
- 1 libra mrkve, oloupaná a nakrájená
- ½ šálku nasekaných vlašských ořechů
- 2 šálky zeleninového vývaru s nízkým obsahem sodíku
- 1 šálek kokosové smetany
- 1 lžíce nasekaného rozmarýnu
- 1 lžička česnekového prášku
- ¼ lžičky uzené papriky

adresy:
1. V malém hrnci smíchejte mrkev s vývarem, vlašskými ořechy a všemi ostatními ingrediencemi kromě smetany a rozmarýnu, promíchejte, přiveďte k varu na středním plameni, vařte 30 minut, sceďte a přesuňte do mixéru.
2. Přidejte smetanu, směs dobře promíchejte, rozdělte do misek, posypte rozmarýnem a podávejte.

Výživa: kalorií 201, tuky 8,7, vláknina 3,4, sacharidy 7,8, bílkoviny 7,7

Kečup

Doba přípravy: 10 minut.
Doba přípravy: 10 minut.
Porce: 4

Ingredience:
- 1 libra rajčat, oloupaných a nakrájených
- ½ šálku mletého česneku
- 2 lžíce olivového oleje
- Špetka černého pepře
- 2 nakrájené šalotky
- 1 lžička sušeného tymiánu

adresy:
1. Rozpalte pánev s olejem na středně vysokou teplotu, přidejte česnek a šalotku, promíchejte a 2 minuty opékejte.
2. Přidejte rajčata a ostatní ingredience, vařte dalších 8 minut a přendejte do mixéru.
3. Dobře promíchejte, rozdělte do malých šálků a podávejte jako svačinu.

Výživa: kalorií 232, tuky 11,3, vláknina 3,9, sacharidy 7,9, bílkoviny 4,5

lososové misky

Doba přípravy: 10 minut.
Doba přípravy: 0 minut.
Porce: 6

Ingredience:
- 1 lžíce avokádového oleje
- 1 lžíce balzamikového octa
- ½ lžičky sušeného oregana
- 1 šálek uzeného lososa, bez přidané soli, bez kostí, kůže a nakrájený na kostičky
- 1 šálek omáčky
- 4 šálky baby špenátu

adresy:
1. V misce smíchejte lososa s omáčkou a ostatními ingrediencemi, promíchejte, rozdělte do malých košíčků a podávejte.

Výživa: kalorií 281, tuky 14,4, vláknina 7,4, sacharidy 18,7, bílkoviny 7,4

Rajčatová a kukuřičná omáčka

Doba přípravy: 4 minuty.
Doba přípravy: 0 minut.
Porce: 4

Ingredience:
- 3 šálky kukuřice
- 2 šálky rajčat, nakrájených na kostičky
- 2 nakrájené zelené cibule
- 2 lžíce olivového oleje
- 1 nakrájená červená chilli papřička
- ½ lžíce nasekané pažitky

adresy:
1. V salátové míse smícháme rajčata s kukuřicí a ostatními ingrediencemi, promícháme a podáváme studené jako svačinu.

Výživa: kalorií 178, tuky 8,6, vláknina 4,5, sacharidy 25,9, bílkoviny 4,7

Pečené houby

Doba přípravy: 10 minut.
Doba přípravy: 25 minut.
Porce: 4

Ingredience:
- 1 libra malých klobouček hub
- 2 lžíce olivového oleje
- 1 lžíce nasekané pažitky
- 1 lžíce nasekaného rozmarýnu
- černý pepř podle chuti

adresy:
1. Houby dejte do pekáče, přidejte olej a zbytek ingrediencí, promíchejte, pečte při 400 stupních F po dobu 25 minut, rozdělte do misek a podávejte jako svačinu.

Výživa: kalorií 215, tuky 12,3, vláknina 6,7, sacharidy 15,3, bílkoviny 3,5

Fazolová pomazánka

Doba přípravy: 5 minut.
Doba přípravy: 0 minut.
Porce: 4

Ingredience:
- ½ šálku kokosové smetany
- 1 lžíce olivového oleje
- 2 šálky konzervovaných černých fazolí, bez přidané soli, scezené a propláchnuté
- 2 lžíce nakrájené zelené cibule

adresy:
1. Fazole se smetanou a zbylými ingrediencemi smícháme v mixéru, dobře prolisujeme, rozdělíme do misek a podáváme.

Výživa: kalorií 311, tuky 13,5, vláknina 6, sacharidy 18,0, bílkoviny 8

Omáčka z koriandru a fenyklu

Doba přípravy: 5 minut.
Doba přípravy: 0 minut.
Porce: 4

Ingredience:
- 2 nakrájené jarní cibulky
- 2 cibule fenyklu, nakrájené
- 1 nasekané zelené chilli
- 1 nakrájené rajče
- 1 lžička kurkumového prášku
- 1 lžička limetkové šťávy
- 2 lžíce nasekaného koriandru
- černý pepř podle chuti

adresy:
1. V salátové míse smícháme fenykl s cibulí a ostatními ingrediencemi, promícháme, rozdělíme do šálků a podáváme.

Výživa: kalorií 310, tuky 11,5, vláknina 5,1, sacharidy 22,3, bílkoviny 6,5

Kousnutí růžičkové kapusty

Doba přípravy: 10 minut.
Doba přípravy: 25 minut.
Porce: 4

Ingredience:
- 1 libra růžičkové kapusty, oříznutá a nakrájená na polovinu
- 2 lžíce olivového oleje
- 1 lžíce kmínu, mletého
- 1 šálek nasekaného kopru
- 2 stroužky česneku, nasekané

adresy:
1. V pekáči smíchejte růžičkovou kapustu s olejem a ostatními přísadami, promíchejte a pečte při 390 stupních F po dobu 25 minut.
2. Klíčky rozdělte do misek a podávejte jako svačinu.

Výživa: kalorií 270, tuky 10,3, vláknina 5,2, sacharidy 11,1, bílkoviny 6

Balsamico Nut bites

Doba přípravy: 10 minut.
Doba přípravy: 15 minut.
Porce: 4

Ingredience:
- 2 šálky vlašských ořechů
- 3 lžíce červeného octa
- Šplouch olivového oleje
- Špetka kajenského pepře
- Špetka vloček červené papriky
- černý pepř podle chuti

adresy:
1. Pekanové ořechy rozložte na vyložený plech, přidejte ocet a ostatní přísady, promíchejte a pečte při 400 stupních F po dobu 15 minut.
2. Ořechy rozdělte do misek a podávejte.

Výživa: kalorií 280, tuky 12,2, vláknina 2, sacharidy 15,8, bílkoviny 6

ředkvičky chipsy

Doba přípravy: 10 minut.
Doba přípravy: 20 minut.
Porce: 4

Ingredience:
- 1 libra ředkviček nakrájených na tenké plátky
- Špetka prášku z kurkumy
- černý pepř podle chuti
- 2 lžíce olivového oleje

adresy:
1. Ředkvičky rozprostřete na vyložený plech, přidejte olej a ostatní ingredience, promíchejte a pečte při 400 stupních F po dobu 20 minut.
2. Lístky rozdělíme do misek a podáváme.

Výživa: kalorií 120, tuky 8,3, vláknina 1, sacharidy 3,8, bílkoviny 6

Salát s pórkem a krevetami

Doba přípravy: 4 minuty.
Doba přípravy: 0 minut.
Porce: 4

Ingredience:
- 2 pórky, nakrájené na plátky
- 1 šálek nasekaného koriandru
- 1 libra krevet, oloupaných, vydlabaných a uvařených
- šťáva z 1 limetky
- 1 lžíce strouhané limetkové kůry
- 1 šálek cherry rajčat, nakrájených na polovinu
- 2 lžíce olivového oleje
- Sůl a černý pepř podle chuti

adresy:
1. V salátové míse smícháme krevety s pórkem a ostatními ingrediencemi, promícháme, rozdělíme do malých košíčků a podáváme.

Výživa: kalorií 280, tuky 9,1, vláknina 5,2, sacharidy 12,6, bílkoviny 5

pórkový dip

Doba přípravy: 5 minut.
Doba přípravy: 0 minut.
Porce: 4

Ingredience:
- 1 lžíce citronové šťávy
- ½ šálku nízkotučného smetanového sýra
- 2 lžíce olivového oleje
- černý pepř podle chuti
- 4 pórky, nakrájené
- 1 lžíce nasekaného koriandru

adresy:
1. Smetanový sýr s pórkem a zbylými ingrediencemi rozmixujeme v mixéru, dobře rozmixujeme, rozdělíme do misek a podáváme jako party dip.

Výživa: kalorií 300, tuky 12,2, vláknina 7,6, sacharidy 14,7, bílkoviny 5,6

Pepřový salát

Doba přípravy: 5 minut.
Doba přípravy: 0 minut.
Porce: 4

Ingredience:
- ½ libry červené papriky, nakrájené na tenké proužky
- 3 nakrájené zelené cibule
- 1 lžíce olivového oleje
- 2 lžičky strouhaného zázvoru
- ½ lžičky sušeného rozmarýnu
- 3 lžíce balzamikového octa

adresy:
1. V salátové míse smícháme papriky s cibulí a ostatními ingrediencemi, promícháme, rozdělíme do malých košíčků a podáváme.

Výživa: kalorií 160, tuky 6, vláknina 3, sacharidy 10,9, bílkoviny 5,2

avokádový krém

Doba přípravy: 4 minuty.
Doba přípravy: 0 minut.
Porce: 4

Ingredience:
- 2 lžíce nasekaného kopru
- 1 nakrájená šalotka
- 2 stroužky česneku, nasekané
- 2 avokáda, oloupaná, vypeckovaná a nakrájená
- 1 šálek kokosové smetany
- 2 lžíce olivového oleje
- 2 lžíce limetkové šťávy
- černý pepř podle chuti

adresy:
1. Avokádo smíchejte se šalotkou, česnekem a zbylými ingrediencemi v mixéru, dobře rozmixujte, rozdělte do malých misek a podávejte jako svačinu.

Výživa: kalorií 300, tuky 22,3, vláknina 6,4, sacharidy 42, bílkoviny 8,9

kukuřičná omáčka

Doba přípravy: 30 minut.
Doba přípravy: 0 minut.
Porce: 4

Ingredience:
- Špetka kajenského pepře
- Špetka černého pepře
- 2 šálky kukuřice
- 1 šálek kokosové smetany
- 2 lžíce citronové šťávy
- 2 lžíce avokádového oleje

adresy:
1. Kukuřici se smetanou a zbývající ingredience dáme do mixéru, dobře prolisujeme, rozdělíme do misek a podáváme jako party dip.

Výživa: kalorií 215, tuky 16,2, vláknina 3,8, sacharidy 18,4, bílkoviny 4

fazolové tyče

Doba přípravy: 2 hodiny.
Doba přípravy: 0 minut.
Porce: 12

Ingredience:
- 1 šálek konzervovaných černých fazolí, bez přidané soli, scezené
- 1 šálek kokosových vloček, bez cukru
- 1 šálek odstředěného másla
- ½ šálku chia semínek
- ½ šálku kokosové smetany

adresy:
1. V mixéru smíchejte fazole s kokosovými vločkami a ostatními ingrediencemi, dobře rozmixujte, rozdělte na čtvercovou pánev, prolisujte, dejte na 2 hodiny do chladu, nakrájejte na středně velké tyčinky a podávejte.

Výživa: kalorií 141, tuků 7, vlákniny 5, sacharidů 16,2, bílkovin 5

Směs dýňových semínek a jablečných lupínků

Doba přípravy: 10 minut.
Doba přípravy: 2 hodiny.
Porce: 4

Ingredience:
- sprej na vaření
- 2 lžičky mletého muškátového oříšku
- 1 šálek dýňových semínek
- 2 jablka zbavená jádřinců a nakrájená na tenké plátky

adresy:
1. Umístěte dýňová semínka a jablkové lupínky na vyložený plech, posypte muškátovým oříškem, potřete sprejem na vaření, vložte do trouby a pečte při 300 stupních F po dobu 2 hodin.
2. Rozdělíme do misek a podáváme jako svačinu.

Výživa: kalorií 80, tuků 0, vlákniny 3, sacharidů 7, bílkovin 4

Rajčatový a jogurtový dip

Doba přípravy: 5 minut.
Doba přípravy: 0 minut.
Porce: 4

Ingredience:
- 2 šálky řeckého jogurtu bez tuku
- 1 lžíce nasekané petrželky
- ¼ šálku konzervovaných rajčat, bez přidané soli, nakrájených
- 2 lžíce nasekané pažitky
- černý pepř podle chuti

adresy:
1. Jogurt smícháme s petrželkou a ostatními ingrediencemi v misce, dobře prošleháme, rozdělíme do mističek a podáváme jako party omáčka.

Výživa: kalorií 78, tuky 0, vláknina 0,2, sacharidy 10,6, bílkoviny 8,2

Misky z kajenské řepy

Doba přípravy: 10 minut.
Doba přípravy: 35 minut.
Porce: 2

Ingredience:
- 1 lžička kajenského pepře
- 2 červené řepy, oloupané a nakrájené na kostičky
- 1 lžička sušeného rozmarýnu
- 1 lžíce olivového oleje
- 2 lžičky limetkové šťávy

adresy:
1. V pekáči smíchejte kousky řepy s cayenne a zbývajícími přísadami, promíchejte, vložte do trouby, pečte při 355 stupních F po dobu 35 minut, rozdělte do malých misek a podávejte jako svačinu.

Výživa: kalorií 170, tuky 12,2, vláknina 7, sacharidy 15,1, bílkoviny 6

Pekanové a ořechové mísy

Doba přípravy: 10 minut.
Doba přípravy: 10 minut.
Porce: 4

Ingredience:
- 2 šálky vlašských ořechů
- 1 hrnek nasekaných vlašských ořechů
- 1 lžička avokádového oleje
- ½ lžičky sladké papriky

adresy:
1. Rozložte hrozny a vlašské ořechy na vyložený plech, přidejte olej a papriku, promíchejte a pečte při 400 stupních F po dobu 10 minut.
2. Rozdělíme do misek a podáváme jako svačinu.

Výživa: kalorií 220, tuky 12,4, vláknina 3, sacharidy 12,9, bílkoviny 5,6

Lososové a petrželové muffiny

Doba přípravy: 10 minut.
Doba přípravy: 25 minut.
Porce: 4

Ingredience:
- 1 šálek nízkotučného sýra mozzarella, nastrouhaný
- 8 uncí uzeného lososa, bez kůže, vykostěný a nakrájený
- 1 hrnek mandlové mouky
- 1 rozšlehané vejce
- 1 lžička sušené petrželky
- 1 nasekaný stroužek česneku
- černý pepř podle chuti
- sprej na vaření

adresy:
1. Lososa smíchejte s mozzarellou a ostatními ingrediencemi kromě spreje na vaření v misce a dobře promíchejte.
2. Rozložte tuto směs do formy na muffiny vymazané sprejem na vaření, pečte v troubě při 375 ° F po dobu 25 minut a podávejte jako svačinu.

Výživa: kalorií 273, tuky 17, vláknina 3,5, sacharidy 6,9, bílkoviny 21,8

squashové míčky

Doba přípravy: 10 minut.
Doba přípravy: 20 minut.
Porce: 8

Ingredience:
- Šplouch olivového oleje
- 1 velká dýně, oloupaná a nakrájená
- 2 lžíce nasekaného koriandru
- 2 rozšlehaná vejce
- ½ šálku celozrnné mouky
- černý pepř podle chuti
- 2 nakrájené šalotky
- 2 stroužky česneku, nasekané

adresy:
1. Dýni smícháme s koriandrem a ostatními ingrediencemi kromě oleje v míse, dobře promícháme a z této směsi tvoříme střední kuličky.
2. Položte na vyložený plech, potřete olejem, pečte při 400 stupních F po dobu 10 minut z každé strany, rozdělte do misek a podávejte.

Výživa: kalorií 78, tuky 3, vláknina 0,9, sacharidy 10,8, bílkoviny 2,7

Cibulové misky s perličkovým sýrem

Doba přípravy: 10 minut.
Doba přípravy: 30 minut.
Porce: 8

Ingredience:
- 20 bílých cibulí, oloupaných
- 3 lžíce nasekané petrželky
- 1 lžíce nasekané pažitky
- černý pepř podle chuti
- 1 šálek odstředěné mozzarelly, nastrouhané
- 1 lžíce olivového oleje

adresy:
1. Perličkové cibulky rozložte na vyložený pekáč, přidejte olej, petrželku, pažitku a černý pepř a promíchejte.
2. Navrch nasypte mozzarellu, pečte při 390 stupních F po dobu 30 minut, rozdělte do misek a podávejte studené jako svačinu.

Výživa: kalorií 136, tuky 2,7, vláknina 6, sacharidy 25,9, bílkoviny 4,1

stonky brokolice

Doba přípravy: 10 minut.
Doba přípravy: 25 minut.
Porce: 8

Ingredience:
- 1 libra růžičky brokolice, nakrájené
- ½ šálku nízkotučného sýra mozzarella, nastrouhaný
- 2 rozšlehaná vejce
- 1 lžička sušeného oregana
- 1 lžička sušené bazalky
- černý pepř podle chuti

adresy:
1. V míse smícháme brokolici se sýrem a ostatními ingrediencemi, dobře promícháme, rozdělíme do obdélníkového tvaru a dobře vtlačíme na dno.
2. Vložte do trouby na 380 stupňů F, pečte 25 minut, nakrájejte na tyčinky a podávejte studené.

Výživa: kalorií 46, tuky 1,3, vláknina 1,8, sacharidy 4,2, bílkoviny 5

Ananas a rajčatová omáčka

Doba přípravy: 10 minut.
Doba přípravy: 40 minut.
Porce: 4

Ingredience:
- 20-uncová plechovka ananasu, okapaná a nakrájená na kostičky
- 1 šálek nakrájených sušených rajčat
- 1 lžíce nasekané bazalky
- 1 lžíce avokádového oleje
- 1 lžička limetkové šťávy
- 1 šálek černých oliv, vypeckovaných a nakrájených na plátky
- černý pepř podle chuti

adresy:
1. V misce smícháme kostky ananasu s rajčaty a ostatními ingrediencemi, promícháme, rozdělíme do menších šálků a podáváme jako svačinu.

Výživa: kalorií 125, tuky 4,3, vláknina 3,8, sacharidy 23,6, bílkoviny 1,5

Směs krůty a artyčoku

Doba přípravy: 5 minut.
Doba přípravy: 25 minut.
Porce: 4

Ingredience:
- 2 lžíce olivového oleje
- 1 krůtí prso bez kůže, kostí a nakrájené na plátky
- Špetka černého pepře
- 1 lžíce nasekané bazalky
- 3 stroužky česneku, nasekané
- 14 uncí konzervovaných artyčoků, bez přidané soli, nakrájené
- 1 šálek kokosové smetany
- ¾ šálku odstředěné mozzarelly, nastrouhané

adresy:
1. Rozpálíme pánev s olejem na středně vysokou teplotu, přidáme maso, česnek a černý pepř, promícháme a 5 minut opékáme.
2. Přidejte zbytek ingrediencí kromě sýra, promíchejte a vařte na středním plameni 15 minut.
3. Posypte sýrem, povařte dalších 5 minut, rozdělte na talíře a podávejte.

Výživa: kalorií 300, tuky 22,2, vláknina 7,2, sacharidy 16,5, bílkoviny 13,6

Krůtí směs oregana

Doba přípravy: 10 minut.
Doba přípravy: 30 minut.
Porce: 4

Ingredience:
- 2 lžíce avokádového oleje
- 1 červená cibule, nakrájená
- 2 stroužky česneku, nasekané
- Špetka černého pepře
- 1 lžíce nasekaného oregana
- 1 velké krůtí prso, bez kůže, kostí a nakrájené na kostičky
- 1 a ½ dl hovězího vývaru s nízkým obsahem sodíku
- 1 lžíce nasekané pažitky

adresy:
1. Rozpálíme pánev s olejem na střední teplotu, přidáme cibuli, zamícháme a opékáme 3 minuty.
2. Přidejte česnek a maso, promíchejte a vařte další 3 minuty.
3. Přidejte zbytek ingrediencí, promíchejte, vše vařte na středním plameni 25 minut, rozdělte na talíře a podávejte.

Výživa: kalorií 76, tuky 2,1, vláknina 1,7, sacharidy 6,4, bílkoviny 8,3

oranžové kuře

Doba přípravy: 10 minut.
Doba přípravy: 35 minut.
Porce: 4

Ingredience:
- 1 lžíce avokádového oleje
- 1 libra kuřecích prsou, bez kůže, bez kostí a nakrájená na polovinu
- 2 stroužky česneku, nasekané
- 2 nakrájené šalotky
- ½ šálku pomerančové šťávy
- 1 lžíce pomerančové kůry
- 3 lžíce balzamikového octa
- 1 lžička nasekaného rozmarýnu

adresy:
1. Rozpalte pánev s olejem na středně vysokou teplotu, přidejte šalotku a česnek, promíchejte a opékejte 2 minuty.
2. Přidejte maso, jemně promíchejte a vařte další 3 minuty.
3. Přidejte zbytek ingrediencí, promíchejte, vložte pánev do trouby a pečte při 340 ° F po dobu 30 minut.
4. Rozdělte na talíře a podávejte.

Výživa: kalorií 159, tuky 3,4, vláknina 0,5, sacharidy 5,4, bílkoviny 24,6

Krůtí česnek a houby

Doba přípravy: 10 minut.
Doba přípravy: 40 minut.
Porce: 4

Ingredience:
- 1 krůtí prso, vykostěné, bez kůže a nakrájené na kostičky
- ½ libry bílých žampionů, rozpůlených
- 1/3 šálku kokosových aminokyselin
- 2 stroužky česneku, nasekané
- 2 lžíce olivového oleje
- Špetka černého pepře
- 2 nakrájené zelené cibule
- 3 lžíce česnekové omáčky
- 1 lžíce nasekaného rozmarýnu

adresy:
1. Rozpalte pánev s olejem na střední teplotu, přidejte jarní cibulku, česnekovou omáčku a česnek a opékejte 5 minut.
2. Přidejte maso a opékejte dalších 5 minut.
3. Přidejte zbytek ingrediencí, vložte do trouby a pečte při 390 ° F po dobu 30 minut.
4. Směs rozdělte na talíře a podávejte.

Výživa: kalorií 154, tuky 8,1, vláknina 1,5, sacharidy 11,5, bílkoviny 9,8

pstruhový salát

Doba přípravy: 6 minut.
Doba přípravy: 0 minut.
Porce: 4

Ingredience:
- 4 unce uzeného pstruha, bez kůže, vykostěného a nakrájeného na kostičky
- 1 lžíce limetkové šťávy
- 1/3 šálku beztučného jogurtu
- 2 avokáda, oloupaná, vypeckovaná a nakrájená na kostičky
- 3 lžíce nasekané pažitky
- černý pepř podle chuti
- 1 lžíce olivového oleje

adresy:
1. V misce smícháme pstruha s avokádem a ostatními ingrediencemi, promícháme a podáváme.

Výživa: kalorií 244, tuky 9,45, vláknina 5,6, sacharidy 8,5, bílkoviny 15

Balsamikový pstruh

Doba přípravy: 5 minut.
Doba přípravy: 15 minut.
Porce: 4

Ingredience:
- 3 lžíce balzamikového octa
- 2 lžíce olivového oleje
- 4 filety ze pstruha, vykostěné
- 3 lžíce jemně nasekané petrželky
- 2 stroužky česneku, nasekané

adresy:
1. Rozpálíme pánev s olejem na střední teplotu, přidáme pstruha a opékáme 6 minut z každé strany.
2. Přidejte zbytek ingrediencí, vařte další 3 minuty, rozdělte na talíře a podávejte se salátem.

Výživa: kalorií 314, tuky 14,3, vláknina 8,2, sacharidy 14,8, bílkoviny 11,2

losos s petrželkou

Doba přípravy: 5 minut.
Doba přípravy: 12 minut.
Porce: 4

Ingredience:
- 2 nakrájené jarní cibulky
- 2 lžičky limetkové šťávy
- 1 lžíce nasekané pažitky
- 1 lžíce olivového oleje
- 4 filety lososa, vykostěné
- černý pepř podle chuti
- 2 lžíce nasekané petrželky

adresy:
1. Na středním plameni rozpálíme pánev s olejem, přidáme jarní cibulku, zamícháme a 2 minuty opékáme.
2. Přidejte lososa a ostatní ingredience, opékejte 5 minut z každé strany, rozdělte na talíře a podávejte.

Výživa: kalorií 290, tuky 14,4, vláknina 5,6, sacharidy 15,6, bílkoviny 9,5

Pstruh a zeleninový salát

Doba přípravy: 5 minut.
Doba přípravy: 0 minut.
Porce: 4

Ingredience:
- 2 lžíce olivového oleje
- ½ šálku oliv kalamata, zbavených pecek a nakrájených
- černý pepř podle chuti
- 1 libra uzeného pstruha bez kostí a kůže nakrájený na kostičky
- ½ lžičky nastrouhané citronové kůry
- 1 lžíce citronové šťávy
- 1 šálek cherry rajčat, nakrájených na polovinu
- ½ červené cibule, nakrájené na plátky
- 2 šálky dětské rukoly

adresy:
1. V misce smícháme uzeného pstruha s olivami, černým pepřem a zbytkem ingrediencí, promícháme a podáváme.

Výživa: kalorie 282, tuky 13,4, vláknina 5,3, sacharidy 11,6, bílkoviny 5,6

šafránový losos

Doba přípravy: 10 minut.
Doba přípravy: 12 minut.
Porce: 4

Ingredience:
- černý pepř podle chuti
- ½ lžičky sladké papriky
- 4 filety lososa, vykostěné
- 3 lžíce olivového oleje
- 1 žlutá cibule, nakrájená
- 2 stroužky česneku, nasekané
- ¼ lžičky práškového šafránu

adresy:
1. Rozpalte pánev s olejem na středně vysokou teplotu, přidejte cibuli a česnek, promíchejte a opékejte 2 minuty.
2. Přidejte lososa a ostatní ingredience, opékejte 5 minut z každé strany, rozdělte na talíře a podávejte.

Výživa: kalorií 339, tuky 21,6, vláknina 0,7, sacharidy 3,2, bílkoviny 35

Salát s krevetami a melounem

Doba přípravy: 10 minut.
Doba přípravy: 0 minut.
Porce: 4

Ingredience:
- ¼ šálku bazalky, nasekané
- 2 šálky vodního melounu, oloupaného a nakrájeného na kostičky
- 2 lžíce balzamikového octa
- 2 lžíce olivového oleje
- 1 libra krevet, oloupaných, vydlabaných a uvařených
- černý pepř podle chuti
- 1 lžíce nasekané petrželky

adresy:
1. V misce smícháme krevety s melounem a ostatními ingrediencemi, promícháme a podáváme.

Výživa: kalorií 220, tuky 9, vláknina 0,4, sacharidy 7,6, bílkoviny 26,4

Salát z krevet a quinoa s oreganem

Doba přípravy: 5 minut.
Doba přípravy: 8 minut.
Porce: 4

Ingredience:
- 1 libra krevet, oloupaných a zbavených
- 1 šálek vařené quinoa
- černý pepř podle chuti
- 1 lžíce olivového oleje
- 1 lžíce nasekaného oregana
- 1 červená cibule, nakrájená
- šťáva z 1 citronu

adresy:
1. Rozpálíme pánev s olejem na středně vysokou teplotu, přidáme cibuli, promícháme a opékáme 2 minuty.
2. Přidejte krevety, promíchejte a vařte 5 minut.
3. Přidejte zbytek ingrediencí, promíchejte, rozdělte vše do misek a podávejte.

Výživa: kalorií 336, tuky 8,2, vláknina 4,1, sacharidy 32,3, bílkoviny 32,3

Krabí salát

Doba přípravy: 10 minut.
Doba přípravy: 0 minut.
Porce: 4

Ingredience:
- 1 lžíce olivového oleje
- 2 šálky krabího masa
- černý pepř podle chuti
- 1 šálek cherry rajčat, nakrájených na polovinu
- 1 nakrájená šalotka
- 1 lžíce citronové šťávy
- 1/3 šálku nasekaného koriandru

adresy:
1. V misce smíchejte kraba s rajčaty a ostatními ingrediencemi, promíchejte a podávejte.

Výživa: kalorií 54, tuky 3,9, vláknina 0,6, sacharidy 2,6, bílkoviny 2,3

Balsamicové mušle

Doba přípravy: 4 minuty.
Doba přípravy: 6 minut.
Porce: 4

Ingredience:
- 12 uncí mušle
- 2 lžíce olivového oleje
- 2 stroužky česneku, nasekané
- 1 lžíce balzamikového octa
- 1 šálek jarní cibulky, nakrájené na plátky
- 2 lžíce nasekaného koriandru

adresy:
1. Rozpalte pánev s olejem na střední teplotu, přidejte jarní cibulku a česnek a opékejte 2 minuty.
2. Přidejte mušle a zbytek ingrediencí, opékejte je 2 minuty z každé strany, rozdělte na talíře a podávejte.

Výživa: kalorií 146, tuky 7,7, vláknina 0,7, sacharidy 4,4, bílkoviny 14,8

Krémová peelingová směs

Doba přípravy: 10 minut.
Doba přípravy: 20 minut.
Porce: 4

Ingredience:
- 2 lžíce olivového oleje
- 1 červená cibule, nakrájená
- černý pepř podle chuti
- ½ šálku zeleninového vývaru s nízkým obsahem sodíku
- 4 filé platýse, vykostěné
- ½ šálku kokosové smetany
- 1 lžíce nasekaného kopru

adresy:
1. Rozpálíme pánev s olejem na střední teplotu, přidáme cibuli, zamícháme a 5 minut opékáme.
2. Přidejte rybu a opékejte 4 minuty z každé strany.
3. Přidejte zbytek ingrediencí, vařte dalších 7 minut, rozdělte na talíře a podávejte.

Výživa: kalorií 232, tuky 12,3, vláknina 4, sacharidy 8,7, bílkoviny 12

Směs kořeněného lososa a manga

Doba přípravy: 5 minut.
Doba přípravy: 0 minut.
Porce: 4

Ingredience:
- 1 libra vykostěného uzeného lososa bez kůže
- černý pepř podle chuti
- 1 červená cibule, nakrájená
- 1 mango, oloupané, zbavené semínek a nakrájené
- 2 papričky jalapeňo, nakrájené
- ¼ šálku nasekané petrželky
- 3 lžíce limetkové šťávy
- 1 lžíce olivového oleje

adresy:
2. V míse smícháme lososa s černým pepřem a ostatními ingrediencemi, promícháme a podáváme.

Výživa: kalorií 323, tuky 14,2, vláknina 4, sacharidy 8,5, bílkoviny 20,4

Směs koprových krevet

Doba přípravy: 5 minut.
Doba přípravy: 0 minut.
Porce: 4

Ingredience:
- 2 lžičky citronové šťávy
- 1 lžíce olivového oleje
- 1 lžíce nasekaného kopru
- 1 libra krevet, vařené, oloupané a zbavené
- černý pepř podle chuti
- 1 šálek ředkviček, nakrájených na kostičky

adresy:
1. V misce smícháme krevety s citronovou šťávou a ostatními ingrediencemi, promícháme a podáváme.

Výživa: kalorií 292, tuky 13, vláknina 4,4, sacharidy 8, bílkoviny 16,4

Lososová paštika

Doba přípravy: 4 minuty.
Doba přípravy: 0 minut.
Porce: 6

Ingredience:
- 6 uncí uzeného lososa, vykostěného, bez kůže a na kousky
- 2 lžíce nízkotučného jogurtu
- 3 lžičky citronové šťávy
- 2 nakrájené jarní cibulky
- 8 uncí nízkotučného smetanového sýra
- ¼ šálku nasekaného koriandru

adresy:
1. V míse smícháme lososa s jogurtem a ostatními ingrediencemi, promícháme a podáváme studené.

Výživa: kalorií 272, tuky 15,2, vláknina 4,3, sacharidy 16,8, bílkoviny 9,9

Krevety s artyčoky

Doba přípravy: 4 minuty.
Doba přípravy: 8 minut.
Porce: 4

Ingredience:
- 2 nakrájené zelené cibule
- 1 šálek konzervovaných artyčoků, bez přidané soli, okapané a nakrájené na čtvrtky
- 2 lžíce nasekaného koriandru
- 1 libra krevet, oloupaných a zbavených
- 1 šálek nakrájených cherry rajčat
- 1 lžíce olivového oleje
- 1 lžíce balzamikového octa
- Špetka soli a černého pepře.

adresy:
1. Rozpálíme pánev s olejem na střední teplotu, přidáme cibuli a artyčoky, zamícháme a 2 minuty opékáme.
2. Přidejte krevety, promíchejte a vařte na středním plameni 6 minut.
3. Vše rozdělíme do misek a podáváme.

Výživa: kalorií 260, tuky 8,23, vláknina 3,8, sacharidy 14,3, bílkoviny 12,4

Krevety s citronovou omáčkou

Doba přípravy: 5 minut.
Doba přípravy: 8 minut.
Porce: 4

Ingredience:
- 1 libra krevet, oloupaných a zbavených
- 2 lžíce olivového oleje
- Kůra z 1 nastrouhaného citronu
- šťáva z ½ citronu
- 1 lžíce nasekané pažitky

adresy:
1. Rozpalte pánev s olejem na středně vysokou teplotu, přidejte citronovou kůru, citronovou šťávu a koriandr, promíchejte a 2 minuty opékejte.
2. Přidejte krevety, vařte dalších 6 minut, rozdělte na talíře a podávejte.

Výživa: kalorií 195, tuky 8,9, vláknina 0, sacharidy 1,8, bílkoviny 25,9

Směs tuňáka a pomeranče

Doba přípravy: 5 minut.
Doba přípravy: 12 minut.
Porce: 4

Ingredience:
- 4 vykostěné steaky z tuňáka
- černý pepř podle chuti
- 2 lžíce olivového oleje
- 2 nakrájené šalotky
- 3 lžíce pomerančové šťávy
- 1 pomeranč, oloupaný a nakrájený na kostičky
- 1 lžíce nasekaného oregana

adresy:
1. Rozpálíme pánev s olejem na středně vysokou teplotu, přidáme šalotku, promícháme a smažíme 2 minuty.
2. Přidejte tuňáka a ostatní ingredience, vařte dalších 10 minut, rozdělte na talíře a podávejte.

Výživa: kalorií 457, tuky 38,2, vláknina 1,6, sacharidy 8,2, bílkoviny 21,8

lososové kari

Doba přípravy: 10 minut.
Doba přípravy: 20 minut.
Porce: 4

Ingredience:
- 1 libra filetu z lososa, vykostěného a nakrájeného na kostičky
- 3 lžíce červené kari pasty
- 1 červená cibule, nakrájená
- 1 lžička sladké papriky
- 1 šálek kokosové smetany
- 1 lžíce olivového oleje
- černý pepř podle chuti
- ½ šálku kuřecího vývaru s nízkým obsahem sodíku
- 3 lžíce nasekané bazalky

adresy:
1. Rozpálíme pánev s olejem na středně vysokou teplotu, přidáme cibuli, papriku a kari pastu, promícháme a 5 minut opékáme.
2. Přidejte lososa a ostatní ingredience, jemně promíchejte, vařte na středním plameni 15 minut, rozdělte do misek a podávejte.

Výživa: kalorií 377, tuky 28,3, vláknina 2,1, sacharidy 8,5, bílkoviny 23,9

Směs lososa a mrkve

Doba přípravy: 10 minut.
Doba přípravy: 15 minut.
Porce: 4

Ingredience:
- 4 filety lososa, vykostěné
- 1 červená cibule, nakrájená
- 2 nakrájené mrkve
- 2 lžíce olivového oleje
- 2 lžíce balzamikového octa
- černý pepř podle chuti
- 2 lžíce nasekané pažitky
- ¼ šálku zeleninového vývaru s nízkým obsahem sodíku

adresy:
1. Na středním plameni rozehřejte pánev s olejem, přidejte cibuli a mrkev, zamíchejte a opékejte 5 minut.
2. Přidejte lososa a ostatní ingredience, vařte dalších 10 minut, rozdělte na talíře a podávejte.

Výživa: kalorií 322, tuky 18, vláknina 1,4, sacharidy 6, bílkoviny 35,2

Směs krevet a piniových oříšků

Doba přípravy: 10 minut.
Doba přípravy: 10 minut.
Porce: 4

Ingredience:
- 1 libra krevet, oloupaných a zbavených
- 2 lžíce piniových oříšků
- 1 lžíce limetkové šťávy
- 2 lžíce olivového oleje
- 3 stroužky česneku, nasekané
- černý pepř podle chuti
- 1 lžíce nasekaného tymiánu
- 2 lžíce nadrobno nasekané pažitky

adresy:
1. Rozpálíme pánev s olejem na středně vysokou teplotu, přidáme česnek, tymián, piniové oříšky a limetkovou šťávu, mícháme a opékáme 3 minuty.
2. Přidejte krevety, černý pepř a pažitku, promíchejte, vařte dalších 7 minut, rozdělte na talíře a podávejte.

Výživa: kalorií 290, tuky 13, vláknina 4,5, sacharidy 13,9, bílkoviny 10

Chilli treska a zelené fazolky

Doba přípravy: 10 minut.
Doba přípravy: 14 minut.
Porce: 4

Ingredience:
- 4 vykostěné filety tresky
- ½ libry zelených fazolí, oříznuté a nakrájené na polovinu
- 1 lžíce limetkové šťávy
- 1 lžíce strouhané limetkové kůry
- 1 žlutá cibule, nakrájená
- 2 lžíce olivového oleje
- 1 lžička kmínu, mletého
- 1 lžička chilli prášku
- ½ šálku zeleninového vývaru s nízkým obsahem sodíku
- Špetka soli a černého pepře.

adresy:
1. Rozpálíme pánev s olejem na středně vysokou teplotu, přidáme cibuli, promícháme a opékáme 2 minuty.
2. Přidejte rybu a opékejte 3 minuty z každé strany.
3. Přidejte zelené fazolky a zbytek ingrediencí, jemně promíchejte, vařte dalších 7 minut, rozdělte na talíře a podávejte.

Výživa: kalorií 220, tuky 13, sacharidy 14,3, vláknina 2,3, bílkoviny 12

Česnekové škeble

Doba přípravy: 5 minut.
Doba přípravy: 8 minut.
Porce: 4

Ingredience:
- 12 hřebenatek
- 1 červená cibule nakrájená
- 2 lžíce olivového oleje
- ½ lžičky mletého česneku
- 2 lžíce citronové šťávy
- černý pepř podle chuti
- 1 lžička balzamikového octa

adresy:
1. Rozpalte pánev s olejem na střední teplotu, přidejte cibuli a česnek a opékejte 2 minuty.
2. Přidejte mušle a ostatní ingredience, vařte na středním plameni dalších 6 minut, rozdělte na talíře a podávejte teplé.

Výživa: kalorií 259, tuky 8, vláknina 3, sacharidy 5,7, bílkoviny 7

Krémová směs mořských vlků

Doba přípravy: 10 minut.
Doba přípravy: 14 minut.
Porce: 4

Ingredience:
- 4 vykostěné filety mořského vlka
- 1 šálek kokosové smetany
- 1 žlutá cibule, nakrájená
- 1 lžíce limetkové šťávy
- 2 lžíce avokádového oleje
- 1 lžíce nasekané petrželky
- Špetka černého pepře

adresy:
1. Rozpálíme pánev s olejem na střední teplotu, přidáme cibuli, promícháme a 2 minuty opékáme.
2. Přidejte rybu a opékejte 4 minuty z každé strany.
3. Přidejte zbytek ingrediencí, vařte další 4 minuty, rozdělte na talíře a podávejte.

Výživa: kalorií 283, tuky 12,3, vláknina 5, sacharidy 12,5, bílkoviny 8

Směs mořského vlka a hub

Doba přípravy: 10 minut.
Doba přípravy: 13 minut.
Porce: 4

Ingredience:
- 4 vykostěné filety mořského vlka
- 2 lžíce olivového oleje
- černý pepř podle chuti
- ½ šálku bílých hub, nakrájených na plátky
- 1 červená cibule, nakrájená
- 2 lžíce balzamikového octa
- 3 lžíce nasekaného koriandru

adresy:
1. Rozpálíme pánev s olejem na středně vysokou teplotu, přidáme cibuli a houby, promícháme a 5 minut opékáme.
2. Přidejte rybu a ostatní ingredience, opékejte 4 minuty z každé strany, vše rozdělte na talíře a podávejte.

Výživa: kalorií 280, tuky 12,3, vláknina 8, sacharidy 13,6, bílkoviny 14,3

lososová polévka

Doba přípravy: 5 minut.
Doba přípravy: 20 minut.
Porce: 4

Ingredience:
- 1 libra na kostičky nakrájené filety lososa bez kůže bez kůže
- 1 šálek nakrájené žluté cibule
- 2 lžíce olivového oleje
- černý pepř podle chuti
- 2 šálky zeleninového vývaru s nízkým obsahem sodíku
- 1 a ½ šálku nakrájených rajčat
- 1 lžíce nasekané bazalky

adresy:
1. Rozpálíme pánev s olejem na střední teplotu, přidáme cibuli, zamícháme a 5 minut opékáme.
2. Přidejte lososa a ostatní ingredience, přiveďte k varu a vařte na středním plameni 15 minut.
3. Polévku rozdělíme do misek a podáváme.

Výživa: kalorií 250, tuky 12,2, vláknina 5, sacharidy 8,5, bílkoviny 7

Muškátový oříšek krevety

Doba přípravy: 3 minuty.
Doba přípravy: 6 minut.
Porce: 4

Ingredience:
- 1 libra krevet, oloupaných a zbavených
- 2 lžíce olivového oleje
- 1 lžíce citronové šťávy
- 1 lžíce mletého muškátového oříšku
- černý pepř podle chuti
- 1 lžíce nasekaného koriandru

adresy:
1. Rozpálíme pánev s olejem na střední teplotu, přidáme krevety, citronovou šťávu a ostatní ingredience, promícháme, vaříme 6 minut, rozdělíme do misek a podáváme.

Výživa: kalorií 205, tuky 9,6, vláknina 0,4, sacharidy 2,7, bílkoviny 26

Směs krevet a bobulí

Doba přípravy: 4 minuty.
Doba přípravy: 6 minut.
Porce: 4

Ingredience:
- 1 libra krevet, oloupaných a zbavených
- ½ šálku nakrájených rajčat
- 2 lžíce olivového oleje
- 1 lžíce balzamikového octa
- ½ šálku nakrájených jahod
- černý pepř podle chuti

adresy:
1. Rozpálíme pánev s olejem na střední teplotu, přidáme krevety, promícháme a 3 minuty opékáme.
2. Přidejte zbytek ingrediencí, promíchejte, vařte ještě 3-4 minuty, rozdělte do misek a podávejte.

Výživa: kalorií 205, tuky 9, vláknina 0,6, sacharidy 4, bílkoviny 26,2

Pečený citrónový pstruh

Doba přípravy: 10 minut.
Doba přípravy: 30 minut.
Porce: 4

Ingredience:
- 4 pstruzi
- 1 lžíce nastrouhané citronové kůry
- 2 lžíce olivového oleje
- 2 lžíce citronové šťávy
- Špetka černého pepře
- 2 lžíce nasekaného koriandru

adresy:
1. V pekáčku spojíme rybu s citronovou kůrou a ostatními surovinami a utřeme.
2. Pečte při 370 stupních F po dobu 30 minut, rozdělte na talíře a podávejte.

Výživa: kalorií 264, tuky 12,3, vláknina 5, sacharidy 7, bílkoviny 11

pažitkové škeble

Doba přípravy: 3 minuty.
Doba přípravy: 4 minuty.
Porce: 4

Ingredience:
- 12 hřebenatek
- 2 lžíce olivového oleje
- černý pepř podle chuti
- 2 lžíce nasekané pažitky
- 1 lžička sladké papriky

adresy:
1. Rozpálíme pánev s olejem na střední teplotu, přidáme mušle, papriku a ostatní ingredience a opékáme 2 minuty z každé strany.
2. Rozdělte na talíře a podávejte se salátem.

Výživa: kalorií 215, tuky 6, vláknina 5, sacharidy 4,5, bílkoviny 11

tuňákové karbanátky

Doba přípravy: 10 minut.
Doba přípravy: 30 minut.
Porce: 4

Ingredience:
- 2 lžíce olivového oleje
- 1 libra tuňáka bez kůže, vykostěná a nakrájená
- 1 žlutá cibule, nakrájená
- ¼ šálku nakrájené pažitky
- 1 rozšlehané vejce
- 1 lžíce kokosové mouky
- Špetka soli a černého pepře.

adresy:
1. V míse smícháme tuňáka s cibulí a ostatními surovinami kromě oleje, dobře promícháme a z této směsi tvoříme středně velké karbanátky.
2. Uspořádejte masové kuličky na plech, potřete olejem, vložte do trouby na 350 stupňů F, pečte 30 minut, rozdělte na talíře a podávejte.

Výživa: kalorií 291, tuky 14,3, vláknina 5, sacharidy 12,4, bílkoviny 11

lososová pánev

Doba přípravy: 10 minut.
Doba přípravy: 12 minut.
Porce: 4

Ingredience:
- 4 filety lososa, vykostěné a nakrájené na kostičky
- 2 lžíce olivového oleje
- 1 červená paprika nakrájená na proužky
- 1 cuketa, nakrájená na kostičky
- 1 lilek, nakrájený na kostičky
- 1 lžíce citronové šťávy
- 1 lžíce nasekaného kopru
- ¼ šálku zeleninového vývaru s nízkým obsahem sodíku
- 1 lžička česnekového prášku
- Špetka černého pepře

adresy:
1. Rozpálíme pánev s olejem na středně vysokou teplotu, přidáme papriku, cuketu a lilek, zamícháme a smažíme 3 minuty.
2. Přidejte lososa a ostatní ingredience, jemně promíchejte, vařte dalších 9 minut, rozdělte na talíře a podávejte.

Výživa:kalorie 348, tuky 18,4, vláknina 5,3, sacharidy 11,9, bílkoviny 36,9

Směs tresky s hořčicí

Doba přípravy: 10 minut.
Doba přípravy: 25 minut.
Porce: 4

Ingredience:
- 4 filety z tresky, bez kůže a kostí
- Špetka černého pepře
- 1 lžička strouhaného zázvoru
- 1 lžíce hořčice
- 2 lžíce olivového oleje
- 1 lžička sušeného tymiánu
- ¼ lžičky mletého kmínu
- 1 lžička kurkumového prášku
- ¼ šálku nasekaného koriandru
- 1 šálek zeleninového vývaru s nízkým obsahem sodíku
- 3 stroužky česneku, nasekané

adresy:
1. Smíchejte tresku s černým pepřem, zázvorem a zbývajícími přísadami v pekáči, jemně promíchejte a pečte při 380 stupních F po dobu 25 minut.
2. Směs rozdělte na talíře a podávejte.

Výživa: kalorií 176, tuky 9, vláknina 1, sacharidy 3,7, bílkoviny 21,2

Směs krevet a chřestu

Doba přípravy: 10 minut.
Doba přípravy: 14 minut.
Porce: 4

Ingredience:
- 1 svazek chřestu, nakrájený na polovinu
- 1 libra krevet, oloupaných a zbavených
- černý pepř podle chuti
- 2 lžíce olivového oleje
- 1 červená cibule, nakrájená
- 2 stroužky česneku, nasekané
- 1 šálek kokosové smetany

adresy:
1. Rozpálíme pánev s olejem na střední teplotu, přidáme cibuli, česnek a chřest, promícháme a opékáme 4 minuty.
2. Přidejte krevety a ostatní ingredience, promíchejte, vařte na středním plameni 10 minut, vše rozdělte do misek a podávejte.

Výživa: kalorií 225, tuky 6, vláknina 3,4, sacharidy 8,6, bílkoviny 8

Treska a hrášek

Doba přípravy: 10 minut.
Doba přípravy: 20 minut.
Porce: 4

Ingredience:
- 1 žlutá cibule, nakrájená
- 2 lžíce olivového oleje
- ½ šálku kuřecího vývaru s nízkým obsahem sodíku
- 4 filety z tresky, vykostěné, bez kůže
- černý pepř podle chuti
- 1 šálek hrášku

adresy:
1. Rozpálíme pánev s olejem na střední teplotu, přidáme cibuli, zamícháme a smažíme 4 minuty.
2. Přidejte rybu a opékejte 3 minuty z každé strany.
3. Přidejte hrášek a ostatní ingredience, vařte dalších 10 minut, rozdělte na talíře a podávejte.

Výživa: kalorií 240, tuky 8,4, vláknina 2,7, sacharidy 7,6, bílkoviny 14

Misky na krevety a mušle

Doba přípravy: 5 minut.
Doba přípravy: 12 minut.
Porce: 4

Ingredience:
- 1 libra škeblí, umytá
- ½ šálku kuřecího vývaru s nízkým obsahem sodíku
- 1 libra krevet, oloupaných a zbavených
- 2 nakrájené šalotky
- 1 šálek nakrájených cherry rajčat
- 2 stroužky česneku, nasekané
- 1 lžíce olivového oleje
- šťáva z 1 citronu

adresy:
1. Rozpalte pánev s olejem na střední teplotu, přidejte šalotku a česnek a opékejte 2 minuty.
2. Přidejte krevety, mušle a zbytek ingrediencí, vše vařte na středním plameni 10 minut, rozdělte do misek a podávejte.

Výživa: kalorií 240, tuky 4,9, vláknina 2,4, sacharidy 11,6, bílkoviny 8

mátový krém

Čas na přípravu: 2 hodiny a 4 minuty

Doba přípravy: 0 minut.
Porce: 4

Ingredience:
- 4 šálky beztučného jogurtu
- 1 šálek kokosové smetany
- 3 lžíce stévie
- 2 lžičky nastrouhané limetkové kůry
- 1 lžíce nasekané máty

adresy:
1. Smetanu dejte do mixéru s jogurtem a zbytkem ingrediencí, dobře rozmixujte, rozdělte do kelímků a před podáváním dejte na 2 hodiny do lednice.

Výživa: kalorií 512, tuky 14,3, vláknina 1,5, sacharidy 83,6, bílkoviny 12,1

malinový pudink

Doba přípravy: 10 minut.
Doba přípravy: 24 minut.
Porce: 4

Ingredience:
- 1 hrnek malin
- 2 lžičky kokosového cukru
- 3 vejce, rozšlehaná
- 1 lžíce avokádového oleje
- ½ šálku mandlového mléka
- ½ šálku kokosové mouky
- ¼ šálku beztučného jogurtu

adresy:
1. V míse smíchejte maliny s cukrem a všemi ostatními ingrediencemi kromě spreje na vaření a dobře promíchejte.
2. Formu na pudink vymažte sprejem na vaření, přidejte malinovou směs, potřete, pečte v troubě vyhřáté na 400 stupňů F 24 minut, rozdělte na dezertní talíře a podávejte.

Výživa: kalorií 215, tuky 11,3, vláknina 3,4, sacharidy 21,3, bílkoviny 6,7

mandlové tyčinky

Doba přípravy: 10 minut.
Doba přípravy: 30 minut.
Porce: 4

Ingredience:
- 1 šálek drcených mandlí
- 2 rozšlehaná vejce
- ½ šálku mandlového mléka
- 1 lžička vanilkového extraktu
- 2/3 hrnku kokosového cukru
- 2 hrnky celozrnné mouky
- 1 lžička prášku do pečiva
- sprej na vaření

adresy:
1. V misce smíchejte mandle s vejci a všemi ostatními ingrediencemi kromě spreje na vaření a dobře promíchejte.
2. Nalijte do čtvercové formy potřené sprejem na vaření, dobře rozetřete, pečte v troubě 30 minut, vychladněte, nakrájejte na tyčinky a podávejte.

Výživa: kalorií 463, tuky 22,5, vláknina 11, sacharidy 54,4, bílkoviny 16,9

Pečená broskvová směs

Doba přípravy: 10 minut.
Doba přípravy: 30 minut.
Porce: 4

Ingredience:
- 4 broskve, vypeckované a rozpůlené
- 1 lžíce kokosového cukru
- 1 lžička vanilkového extraktu
- ¼ lžičky mleté skořice
- 1 lžíce avokádového oleje

adresy:
1. V pekáči kombinujte broskve s cukrem a dalšími přísadami, pečte při 375 stupních F po dobu 30 minut, ochlaďte a podávejte.

Výživa: kalorií 91, tuky 0,8, vláknina 2,5, sacharidy 19,2, bílkoviny 1,7

Koláč s pekanovými ořechy

Doba přípravy: 10 minut.
Doba přípravy: 25 minut.
Porce: 8

Ingredience:
- 3 hrnky mandlové mouky
- 1 hrnek kokosového cukru
- 1 lžíce vanilkového extraktu
- ½ šálku nasekaných vlašských ořechů
- 2 lžičky prášku do pečiva
- 2 hrnky kokosového mléka
- ½ šálku rozpuštěného kokosového oleje

adresy:
1. Mandlovou mouku smíchejte v míse s cukrem a ostatními ingrediencemi, dobře prošlehejte, nalijte do dortové formy, potřete, vložte do trouby na 370 stupňů F a pečte 25 minut.
2. Dort necháme vychladnout, nakrájíme na plátky a podáváme.

Výživa: kalorií 445, tuky 10, vláknina 6,5, sacharidy 31,4, bílkoviny 23,5

jablečný koláč

Doba přípravy: 10 minut.
Doba přípravy: 30 minut.
Porce: 4

Ingredience:
- 2 hrnky mandlové mouky
- 1 lžička prášku do pečiva
- 1 lžička prášku do pečiva
- ½ lžičky mleté skořice
- 2 lžíce kokosového cukru
- 1 šálek mandlového mléka
- 2 zelená jablka zbavená jádřinců, oloupaná a nakrájená
- sprej na vaření

adresy:
1. V míse smíchejte mouku, prášek do pečiva, jablka a všechny ostatní ingredience kromě spreje na vaření a dobře promíchejte.
2. To nalijte do dortové formy vymazané sprejem na vaření, dobře ji rozetřete, vložte do trouby a pečte při 360 stupních F po dobu 30 minut.
3. Dort vychladíme, nakrájíme na plátky a podáváme.

Výživa: kalorií 332, tuky 22,4, vláknina 9l,6, sacharidy 22,2, bílkoviny 12,3

skořicový krém

Doba přípravy: 2 hodiny.
Doba přípravy: 10 minut.
Porce: 4

Ingredience:
- 1 hrnek odstředěného mandlového mléka
- 1 šálek kokosové smetany
- 2 hrnky kokosového cukru
- 2 lžíce mleté skořice
- 1 lžička vanilkového extraktu

adresy:
1. Zahřejte pánev s mandlovým mlékem na střední teplotu, přidejte zbytek ingrediencí, prošlehejte a vařte dalších 10 minut.
2. Směs rozdělíme do misek, vychladíme a před podáváním uložíme na 2 hodiny do lednice.

Výživa: kalorií 254, tuky 7,5, vláknina 5, sacharidy 16,4, bílkoviny 9,5

krémová jahodová směs

Doba přípravy: 10 minut.
Doba přípravy: 0 minut.
Porce: 4

Ingredience:
- 1 lžička vanilkového extraktu
- 2 šálky nakrájených jahod
- 1 lžička kokosového cukru
- 8 uncí beztučného jogurtu

adresy:
1. V míse spojíme jahody s vanilkou a ostatními ingrediencemi, promícháme a podáváme studené.

Výživa: kalorií 343, tuky 13,4, vláknina 6, sacharidy 15,43, bílkoviny 5,5

Brownies s vanilkovým ořechem

Doba přípravy: 10 minut.
Doba přípravy: 25 minut.
Porce: 8

Ingredience:
- 1 hrnek nasekaných vlašských ořechů
- 3 lžíce kokosového cukru
- 2 lžíce kakaového prášku
- 3 vejce, rozšlehaná
- ¼ šálku kokosového oleje, rozpuštěného
- ½ lžičky prášku do pečiva
- 2 lžičky vanilkového extraktu
- sprej na vaření

adresy:
1. V kuchyňském robotu smíchejte vlašské ořechy s kokosovým cukrem a všemi ostatními ingrediencemi kromě spreje na vaření a dobře rozmixujte.
2. Potřete čtvercovou pánev sprejem na vaření, přidejte směs na sušenky, rozetřete, vložte do trouby, pečte při 350 stupních F po dobu 25 minut, nechte vychladnout, nakrájejte a podávejte.

Výživa: kalorií 370, tuky 14,3, vláknina 3, sacharidy 14,4, bílkoviny 5,6

jahodový koláč

Doba přípravy: 10 minut.
Doba přípravy: 25 minut.
Porce: 6

Ingredience:
- 2 hrnky celozrnné mouky
- 1 šálek nakrájených jahod
- ½ lžičky prášku do pečiva
- ½ hrnku kokosového cukru
- ¾ šálku kokosového mléka
- ¼ šálku kokosového oleje, rozpuštěného
- 2 rozšlehaná vejce
- 1 lžička vanilkového extraktu
- sprej na vaření

adresy:
1. V míse smícháme mouku s jahodami a ostatními ingrediencemi kromě koksového spreje a dobře prošleháme.
2. Vymažte dortovou formu sprejem na vaření, nalijte dortovou směs, vyválejte, pečte v troubě při 350 stupních F po dobu 25 minut, vychladněte, nakrájejte a podávejte.

Výživa: kalorie 465, tuky 22,1, vláknina 4, sacharidy 18,3, bílkoviny 13,4

kakaový pudink

Doba přípravy: 10 minut.
Doba přípravy: 10 minut.
Porce: 4

Ingredience:
- 2 lžíce kokosového cukru
- 3 lžíce kokosové mouky
- 2 lžíce kakaového prášku
- 2 šálky mandlového mléka
- 2 rozšlehaná vejce
- ½ lžičky vanilkového extraktu

adresy:
1. Mléko dáme do pánve, přidáme kakao a ostatní ingredience, rozšleháme, vaříme na středním plameni 10 minut, nalijeme do malých šálků a podáváme studené.

Výživa: kalorií 385, tuky 31,7, vláknina 5,7, sacharidy 21,6, bílkoviny 7,3

Muškátový oříšek a vanilkový krém

Doba přípravy: 10 minut.
Doba přípravy: 0 minut.
Porce: 6

Ingredience:
- 3 šálky odstředěného mléka
- 1 lžička mletého muškátového oříšku
- 2 lžičky vanilkového extraktu
- 4 lžičky kokosového cukru
- 1 hrnek nasekaných vlašských ořechů

adresy:
1. V misce smíchejte mléko s muškátovým oříškem a ostatními ingrediencemi, dobře promíchejte, rozdělte do malých šálků a podávejte studené.

Výživa: kalorií 243, tuky 12,4, vláknina 1,5, sacharidy 21,1, bílkoviny 9,7

avokádový krém

Čas na přípravu: 1 hodina a 10 minut

Doba přípravy: 0 minut.
Porce: 4

Ingredience:
- 2 šálky kokosové smetany
- 2 avokáda, oloupaná, vypeckovaná a rozmačkaná
- 2 lžíce kokosového cukru
- 1 lžička vanilkového extraktu

adresy:
1. V mixéru smíchejte smetanu s avokádem a zbytkem ingrediencí, dobře rozpulte, rozdělte do pohárů a před podáváním dejte na 1 hodinu do lednice.

Výživa: kalorií 532, tuky 48,2, vláknina 9,4, sacharidy 24,9, bílkoviny 5,2

www.ingramcontent.com/pod-product-compliance
Lightning Source LLC
Chambersburg PA
CBHW071240080526
44587CB00013BA/1692